U0299537

我在中国当医生

[英] 朱知梅 著

从利物浦到深圳的
行医和管理经历

中信出版集团 | 北京

图书在版编目（CIP）数据

我在中国当医生：从利物浦到深圳的行医和管理经
历 / (英) 朱知梅著. -- 北京：中信出版社, 2020.12
ISBN 978-7-5217-2248-2

Ⅰ. ①我⋯ Ⅱ. ①朱⋯ Ⅲ. ①医院－管理－研究－中
国 Ⅳ. ①R197.32

中国版本图书馆CIP数据核字（2020）第177019号

我在中国当医生——从利物浦到深圳的行医和管理经历

著　者：［英］朱知梅
出版发行：中信出版集团股份有限公司
　　　　　（北京市朝阳区惠新东街甲4号富盛大厦2座　邮编　100029）
承 印 者：中国电影出版社印刷厂

开　本：880mm×1230mm　1/32　　印　张：6.5　　字　数：129千字
版　次：2020年12月第1版　　　　印　次：2020年12月第1次印刷
书　号：ISBN 978-7-5217-2248-2
定　价：58.00元

献 给

———

达安辉教授——

我的终生恩师、

生命导航

———

目　录

推荐序

香港的
奇葩

本书作者、香港大学深圳医院的朱知梅教授嘱我为他这本书写个序言，我欣然接受。一些陈年旧事赐予我这个资格，或者说是经历的资格吧。

香港大学医学院的前身创立于 1887 年，1907 年定名为香港西医书院，孙中山是该院的首届毕业生。香港大学成立于 1910 年，上述的西医书院于 1911 年就跟着成为其下属的医学院。二战之后好些年，在香港可见经传的大学只有香港大学，而当时这所大学在亚洲一带有点名望，主要是由香港大学的医学院带起的。

历久以来，香港大学医学院的大名是源于几个了不起的人物。1954 年，我的父亲病重于养和医院时，香港大学医学院的麦花臣教授到养和医院给父亲探诊。能邀请到香港大学医学院教授这样下就，是因为我排行第四的姐姐当时就读于香港大学医学院。

我在 1982 年 5 月到香港大学作为经济学的讲座教授。教授之前加上"讲座"，所谓 Chair Professor，是源于英国剑桥的传统。

在香港大学时，校长之外，有三个人物大家耳熟能详。其一是工程系的张佑启。阿启的大名我早知道，因为在皇仁书院时他是我的师兄。其他两位是香港大学医学院的达安辉教授与杨紫芝教授。

朱知梅教授这本书献给的达安辉教授我是认识的，不熟。两次在香港大学某小组委员的会议上，他是主席，我是约一掌之数的委员之一。我非常欣赏达安辉这个人。他以医道知名，而令我欣赏的是他论事客观，分析问题清晰，但不多说话。当年香港大学很多同事都希望达安辉能做香港大学的校长，我因而两次代表这些同事去信给他，恳求他出任校长之职。两次他皆推却了。香港大学校长这个重要的职位，不是要遴选的吗？是的，所有其他人都要，只是达安辉不需要！太多的同事仰慕他。

是不容易理解的行为。当年的达安辉不仅是香港大学医学院的重要支柱，行医兼行政，而在香港大学很多跟医学无关的事务上他也做出了重要的贡献。我不怀疑在香港大学的行政上，他的贡献不在校长之下。他就是不要校长这个名头。

跟达安辉在香港大学医学院共事的杨紫芝，则是一个神话。记载说她在 16 岁进入香港大学读医，不知有没有弄错。任何人在当年的战乱中都要放弃 4 年的求学时间，她怎么 16 岁就进大学了？我排行第四的姐姐也是在战乱之后进入香港大学读医，比杨紫芝年长 3 岁，但后者却比我的姐姐高两届。这不是个天才是什么？

我知道杨紫芝曾经在我背后骂我，也知道她曾经在我背后给我维护。我的猜想是杨紫芝怕我死掉，嘱咐她的徒弟医生不要让我死得那么快。

朱知梅教授这本书，写他自己的成长与求学的经历，达安辉与杨紫芝都应该教过他。是那么有趣的经历，大可勒碑志之。这里的一个关键问题是朱教授热爱中国，他被委任到中国来协助香港大学深圳医院的发展，无疑是非常适当不过的人选。医道够不够高明是一回事，关不关心国家是另一回事。二者兼备的人选不易找。一位朋友说是杨紫芝教授选中他。

以东方之珠知名于世的香港，曾经是朵奇葩——可惜今天不再。达安辉是朵奇葩，杨紫芝是朵奇葩——这二者不仅曾经是，将来永远也是。如果本书的作者朱知梅教授能把香港大学深圳医院搞起来，有朝一日，为中国的医疗制度做出贡献，他更是奇葩一朵也。

张五常

2020 年 3 月 15 日

序言

我和香港大学深圳医院的渊源

我于 1954 年在中国上海出生。3 岁开始,父母把我和两个哥哥、三个姐姐在 4 年内逐一带到香港。在脑海中,我仍然清楚记得我们在上海居住的里弄,记得每天从里弄尽头那口井打水,然后用柴火烧水的情景。我深深感激和敬佩我父母坚毅的精神,竭尽心力,无私地带大我们。

记得我是 1957 年 12 月到香港的,那时正值圣诞节,对一个 3 岁的小孩子来说,烙印在我幼小脑海里最深刻的图像,就是一辆在五光十色、闪闪发亮的圣诞树下不停转动的小火车。这个新奇美妙的景象使我兴奋极了。直到今天,那充满喜悦、温馨、快乐和热闹的画面仍然历历在目。这是我第一个圣诞节,也是香港给我的第一个印象。

接着我上学读书的日子开始了：幼儿园、小学、中学，然后于 1973 年被香港大学医学院录取攻读医科。在当时人口 400 万的香港，只有这一家医学院，每年录取大约 150 名学生，因此要入读这家全港唯一的医学院，对考试成绩要求非常高，竞争也十分激烈。

完成实习医生训练后，我于 1980 年选择去英国。对于当时的我来说，除了希望转换一下环境，究竟为了什么去英国我自己也说不清楚，可能是出于年少气盛想到外面闯一闯的心态，也可能是不甘安于现状，要去一个稍为不同的世界测试一下自己。我刻意用"稍为"这两个字是因为当时香港还是英国殖民地，香港大学医学院的水平即使不比英国的医学院水平高，但最低限度也与之看齐。由于香港大学医学本科主要采用英国模式，教学也用英语，因此有意去英国行医的医生无须再在当地考取执业牌照，可自动获得英国医学总会（General Medical Council）发出的牌照；不像在美国执业，必须要重新考试，合格后才可领取执业牌照。

我原本以为去英国只是自己一时冲动，为的是要尝试一下新体验，一旦经历过后便会返回香港开展我的事业，但万万想不到，这次去英国一晃便是 30 多年，我在那里度过了一段不短的岁月。其间，不仅我的行医事业发展顺利，还结了婚且育有一子，我也由实习医生成为一名血液科顾问医生，并被一家大学医院任命为荣誉教授及医务副总监。如此，不知不觉间我渐渐走进了一个无欲无求、处之泰然的境界。

我喜欢这个无欲无求、处之泰然的境界，虽然这种状态意味着安享自己长期不辞劳苦、尽心尽力工作所得到的回报，但与此同时我却将自己关入了一个呆板乏味的牢笼，毫无动力和欲望去追求、大胆探索一些有价值的事物。

2011年秋天，我在香港报纸上看到了香港大学计划与深圳市政府合作建设一家有着2 000张床位的医院，作为内地现代化进程中推行医疗改革的一个先行试点。当时我觉得这个改革计划非常有意义且极具创新性，但是却别无他想，也没有积极跟进。

三个月后，我接到香港大学一个电话，问我有没有兴趣回来在一家新医院工作。这家新医院就是现在的香港大学深圳医院。我觉得他们接触我不仅因为我是一名血液科医生，还因为我在英国国家医疗服务体系（National Health Service，NHS）工作了32年所累积的经验，包括行政管理、服务发展、本科生及研究生培训，以及临床研究（特别是临床试验）等方面。

成书的初衷

所有自传类图书，内容都是主观的，本书也不例外。我尝试以叙述及反思的手法，阐述我的一些经历，以及为什么和如何会有这些经历，希望借此可以诚实地评估将来事情会如何发展。虽然本书有整体的连贯性，但其中每章都有独立的主题，可以分开阅读。不过我希望读者在将各章的内容串联在一起时，可以更加明白中国医疗系统和它面对的挑战，以及中国在克服这些挑战时所做出的努力。

对我这名执业医生来说，意义最重大的是过去 8 年我通过在中国一家全新医院的服务，得以积极投入其医疗体系，由最初以一个局外人的身份观察四周事物，到后来以一个局内人的身份近距离参与其中，并因此与中国重新联系起来。这些独特的经验和观察，推动我构思撰写这本书，并与读者分享我的经验。

本书的内容主要介绍中国内地提供的医疗服务及其演进过程，其中特别阐述香港大学深圳医院在医疗服务改革方面所做出的贡献。同时我又对过去 8 年在深圳所走过的路进行反思，并尝试预测未来的发展。

我在这里所写的一字一句都不是道听途说或是子虚乌有，而是诉说我作为一名在西方国家受训的医生自 2012 年起在国内行医所获得的宝贵、真实的经验。我希望这本书可以帮助不论是从事医疗还是非医疗工作的读者，都能够加强了解及认识中国与西方国家的医疗制度，帮助中国在这方面做出适当的借鉴及参考。同时，这本书也让我有机会书写一个我开始认识并产生深厚感情的中国。我在深圳居住了多年，通过每天与患者、同事和普通市民在医院及社交层面的接触和互动，经历了在这个中国现代城市生活的一点一滴，同时更结交了不少朋友。

香港大学医学院与我的渊源

我想在这里简单介绍一下香港大学医学院跟中国内地过去一些重大事件互相交织的历史，以及一些主要人物在推动西方医学植根于中国内地及香港的过程中如何写下辉煌的一页。这些重要人物都是创办香港大学医学院的先锋，同时亦在我行医生涯中留下了影响深远的足迹。这些感人故事的发源地是我挚爱的香港大学医学院，而当时的历史背景是中国备受战乱、饥荒和贫穷蹂躏，以及人民饱受苦难煎熬、前路茫茫的年代。这个故事延续到今天，香港大学医学院已蜕变为国际舞台上一个成功出色的医学教育中心，并赢得现代西方医学界的认可及赞誉。

香港大学医学院的起源，可以追溯至 1887 年成立的香港华人西医书院，该书院于 1907 年改名为香港西医书院。这家西医书院由来自英国苏格兰阿伯丁大学的医生白文信教授（Professor Patrick Manson，即帕特里克·曼森爵士，又译万巴德爵士）创办，白教授后来被世人尊称为"热带医学之父"。在白文信教授主理香港西医书院期间，孙中山先生是他少数的学生之一。孙中山先生原籍广东，1911 年在推翻清王朝的运动中扮演着举足轻重的角色，也因此被后人称为中国民主革命的先行者。与此同时，香港西医书院于 1911 年正式成为香港大学医学院，率先为香港引入了一套结构完善、以课程为本的西方医学教育制度。

　　我的恩师达安辉教授于 1928 年在广东省省会广州市出生。当时的中国军阀割据，日本蓄谋已久的侵华野心已日益彰显，人民生活在被饥荒蹂躏、民不聊生的艰难动荡的日子中。襁褓中的达教授在孤儿院被一对美国传教士夫妇达保罗医生（Dr.Paul Todd，保罗·托德）和他当护士的太太玛格丽特·托德（Margaret Todd）收养。达保罗医生在致力于将西方医学引进中国（特别是广东省）方面，功不可没。在他的努力下，广东公医学堂于 1909 年创立，其后该学校由政府接管，并与其他医学院合并成为广州中山大学中山医学院，这所医学院到了今天更跻身中国顶尖医学院之列。至于达安辉教授，他在跟随养父母成长期间，亲眼看到他们如何教授及使用西方医学治病，同时又目睹人民受尽苦难，于是立下心志，追随养父达保罗医生的足迹和抱负，做一名医生。

　　达教授在香港大学的工作岗位上孜孜不倦地耕耘了 40 多年，全心全意为临床医疗、教学和研究做出无私奉献。他又为香港大学医学院奠下基础，使之发展成为一所享誉国际、备受推崇的医学机构。他不但是香港大学医学院我们所有人的启蒙老师，更是一位实至名归的伟人，他的言传身教可谓无与伦比。

　　我于 1973 年入读香港大学医学院时是达教授的学生，后来更成为他的朋友。通过我们的交往，我知道达教授十分珍视他在广东的根，而且非常关注香港的医疗工作和教育，对中国内地的关注尤甚。虽然他从来没有在中国内地教授过医科或行过医，但那里毕竟是他的家乡。他的这种家国情怀不但在我脑海中留下深刻印象，还激发了我对他无限的敬佩。

　　达教授可以说是一位传奇人物，当他于 2017 年去世时，他传承给我们所有人的典范，与白文信教授、达保罗医生、孙中山先生等几位医学先锋的典范一脉相承，清晰地显现出香港的命运及福祉如何与中国内地紧密地联结在一起。虽然我无缘结识上述几位将西方医学引进中国的先贤，但我有幸认识达教授。鉴于达教授在我们心目中的崇高地位，假若作为一名医生能够活出他传承的一小部分，我便已经感到万分荣幸。我竭诚希望，也默默地相信，他会喜欢阅读我这本书。因此，我衷心将此书献给他。

我的歉意和感谢

　　我在这里谨以一颗谦虚真诚的心，讲述一个根据我个人观察所得的故事。故事的背景是目前席卷全球的政治、经济、社会和环境转变，而更令人瞩目的是人类前所未见的重大医疗技术进展。此外，我决定不在书末罗列任何参考数据，因为本书引述的所有数据和事实都可以在网上搜索到，因此，书中并没有图表或统计数字插图。不过，我在书末推介了一系列我读过并认为是资料丰富、立场不偏不倚的书。我知道读者对于我这本书的内容，难免会抱持不同意见或提出反驳，对此本人表示接受并致以歉意，任何理解上的错误都由本人负责。

　　最后，我必须指出，本人并非职业作家，甚至算不上是一名业余作家，当执笔时，我只是抱着纵使力有不逮但仍然大胆一试的心愿。我怀着战战兢兢又焦虑不安的心情，并不是因为这本书没有价值，而是自知能力有限，不足以写好这个我愿意跟人诉说和分享的故事。虽然我对写作一窍不通又缺乏经验，但我要感恩的是，身边多位好朋友及学者都慷慨地伸出援手，其中包括一些目前仍然活跃在文坛、德高望重的知名作家。他们知识渊博，除了经常鼓励我，给我指引及意见，还待我宽容忍耐，就好像经验丰富的老师耐心地教导一个第一天上学的懵懂学生一般。我感激他们每一位，只是鉴于其中部分人士是公众人物，为了尊重他们的私隐，我不在此逐一点名鸣谢，他们都知道自己是谁便足够了。

引子

2020 年 3 月，在我为这本书做最后润色期间，被世界卫生组织命名为"2019 冠状病毒病"（COVID-19）的新型肺炎疫情正在全球肆虐。2019 年 12 月武汉发现不明原因肺炎，随后于数星期内迅速由武汉蔓延至中国各地。2020 年 3 月初，韩国、日本、意大利和伊朗等国均先后受到疫情严重打击，到了 3 月底，美国、英国及欧洲多个国家也纷纷变成疫情重灾区。新冠病毒肺炎已经发展成为全球大流行的危机，需要整个国际社会联手防控抗疫。

2020 年 2 月初，我于新冠疫情在中国最严峻之际，从英国利物浦的家回到我工作的香港大学深圳医院，目睹了中国动员全国力量应对这场危机。当时武汉已经封城，而在中国各地，中央政府、地方政府以至每个公民都上下一心，发挥坚定团结、勇敢无私的精神，竭力共同行动，迎战危机。

当我最初决定如期从英国返回深圳工作时，我的家人都表示反对，不过我向他们保证我会尽量小心防范，并将谨记常常佩戴口罩、洗手和自我隔离。事实上，这些都是我在医院工作每天必做的标准动作。我服务的香港大学深圳医院，为了应对这次疫情，也迅速采取了积极全面的防范措施。

　　我相信不久的将来必定会有许多关于这次新冠疫情的文章和书籍面世。鉴于我在中国疫情处于高峰时，以一名医生的身份回到香港大学深圳医院履行医疗任务，其后又于欧洲国家陷入 疫情危机时返回英国，以一名市民的身份置身其中，我相信我在这两个不同国家的经历，可以为这本书增添一个篇章，同读者分享个中感受及见闻。

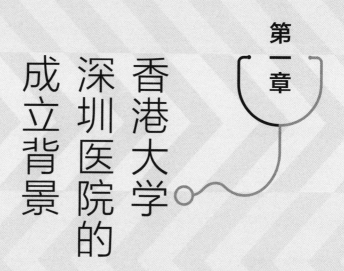

第一章

香港大学深圳医院的成立背景

本章介绍深圳的发展背景以及香港大学深圳医院的成立宗旨，并阐述中国医疗服务发展概况、资源分配，以及民营医疗服务在医疗服务体系中所处的角色，同时分享了我为加入香港大学深圳医院而做的准备。

深圳经济的飞跃式发展

　　深圳是香港以北的一座城市，两地距离约 30 公里，相比之下，英国两个最邻近的大城市曼彻斯特和利物浦，也相距 33 公里。从香港市中心坐高铁到深圳市中心需用时 30 分钟，开车则大约 60 分钟。对于主要搭乘公共交通工具的我来说，由香港的居所到深圳医院的办公室需要 90 分钟。

　　1979 年以前，深圳是一个默默无闻的小渔村，人口只有 6 万。1979 年，当时的中国领导邓小平在全国推行经济改革开放计划，设立经济特区作为试点，引入市场经济及多项新措施，包括土地改革和税制改革等。当年深圳被划定为其中一个经济特区。

　　在短短 40 年间，深圳由一个人口只有 6 万的渔村，蜕变为中国一个主要大都会。2019 年深圳市政府公布的最新统计数字显示，该市有 1 343 万常住人口，而按照此后 5 年的预测，假若包括进城务工人员等流动人口在内，全市人口可达 2 000 万。深圳当地人口的平均年龄为 32 岁，是全国人口最年轻的城市之一。2019 年，深圳的 GDP（国内生产总值）已排在北京、上海之后，位列全国第三，并且已超越香港。深圳取得如此惊人的成就，简直令人难以置信！如果时光倒流，假设 40 年前到香港北面这个叫作深圳的小渔村旅游，我们当时可以想象得到这个小村落会演变成今天的模样吗？

那么，深圳是如何取得如此卓越的成绩的呢？

首先，时机。由于深圳过去只是一个小渔村，没有什么历史，因此当被划为经济特区时，它自然也没有历史包袱，一切都可以从头开始。在新一代年轻有为、力争上游的深圳人民的支持下，深圳从起跑线出发快步发展。

其次，深圳市政府不但大胆求进而且高瞻远瞩，在中央政府的大力支持下，积极推出一系列税务和土地改革政策以吸引直接外来投资，其中大部分投资来自邻近的中国香港。深圳市政府为了招商引资，遂展开全面的基础设施扩建计划，设立了一个高效的交通运输系统，包括兴建全新的国际机场、高速铁路网络、覆盖范围广泛的地铁系统，以及供其他公共交通工具（如公共汽车和出租车等）使用的基础设施。与此同时，深圳市政府又拨出大量土地，盖建工厂、商业及住宅楼房。

最后，促进深圳成功的因素之一就是它与香港毗邻。香港是一个现代化大都市，可以在多个范畴向深圳提供和输出各种产品及服务，例如在开设厂房方面，香港企业可以提供先进的管理、投资和会计知识，就银行体系和惯例给予意见，并为具有出口潜力的深圳产品打开全球销售网络。因此，人们经常说，没有香港特区就没有今天的深圳，同样，没有深圳也没有今天的香港特区。

这两个城市唇齿相依，互补长短。自 1979 年以来，通过上述的知识转移，深圳逐渐转型为一个外向型兼具前瞻性的城市，不但积极引进香港资金，同时亦吸引海外大型跨国企业投资，特别是为国际知名的品牌时装、电视机和手机等产业进行生产及组装。现在，深圳已经与中国香港比肩，成为一个经济蓬勃发展的繁荣城市。

在发展初期，深圳的经济增长动力主要依赖于从全国各地蜂拥而至的年轻廉价劳动力，在该市新设立的工厂生产各种各样的出口消费品，比如服装、手表、电子产品、鞋、玩具和家具等。有人开玩笑地说，任何你说得出来的东西，深圳都可以生产。目前，估计全球 30% 的制成品在中国生产，这为中国赢得了"世界工厂"的称号，反映出它强大的制造实力，而深圳正是中国制成品主要的生产基地之一。由于深圳的劳动力及运营成本低，因此当地制造的产品价格低廉，同时质量优良、经久耐用。其中一个最知名的例子就是苹果公司选择在深圳生产 iPhone（苹果手机）。虽然不少人指出，劳动力成本同样低廉的其他国家，例如亚洲的越南和柬埔寨等，可以为外商提供另一个制造基地的选择，不过市场仍然认为目前中国熟练劳动力的表现最佳，能够生产出优质耐用的产品。中国这项优势主要依赖于多年来在生产流程、物流、运输、分销、采购等各方面积累的丰富经验，现在国内的熟练劳动力以及整个物流链均致力于向更高层次发展。

尽管深圳取得了如此骄人的成绩，但目光远大的深圳市政府并没有因此自满，更不满足于单单利用制造业取得的成功作为支持经济持续增长的基石，而是要锐意发展更有活力、更现代化的城市经济。为此，深圳市政府于 21 世纪初即开始转向生产高端产品，以及发展服务行业和现代无烟产业，例如金融、保险、电信、信息科技和生物工程等。令人惊讶的是，深圳在短短 10 年间便取得了重大发展，将经济模式由低成本制造业彻底转型为高端服务业。虽然高端服务业需要高昂的启动成本，但是却得到了新一代初创企业家的支持，这些初创企业家包括年轻的技术人员、软件工程师和营销专家等。

在一些国际市场竞争激烈的领域，深圳的实力也异常强劲，例如平板电脑、智能手机和软件开发等。目前深圳是多家高科技企业及服务业巨头的总部基地，其中包括全球首屈一指的信息与通信基础设施和智能终端提供商华为、软件公司腾讯（属下的微信被公认为"中国的脸书"加强版）、领先全球的无人机发展商大疆创新，还有很多其他服务业巨擘，如中国十大保险公司之一平安保险，全球领先的基因组与研发机构华大基因（BGI）。目前深圳已跻身全国公认经济最发达城市"北上广深"之列。此外，深圳市更被世界最大的私人旅行指南《孤独星球》（*Lonely Planet*）评为 2019 年全球十大必去城市的第二位，排名仅在丹麦哥本哈根之后。《孤独星球》对深圳的描述包括：超现代建筑，创新环保概念，以及一系列崭新的设计理念，而这些全部都可通过高铁与邻近的香港连接。深圳目前的宏图是要在不久的将来发展成为"东方的硅谷"。

　　深圳的经济表现假若得不到其他重要配套设施（如交通运输、房屋、教育、医疗服务和环境保护等）的同步发展支持，也不会取得如此迅速的增长。更重要的是，国务院于 2019 年 2 月印发《粤港澳大湾区发展规划纲要》。在这个规划下，所有纳入大湾区的广东省域的城市将会由公路、桥梁、高铁和机场连接起来，区内全部制造业和服务业亦将互相对接，每个城市均将各自发挥所长。比如，深圳的角色是领先的信息科技枢纽，香港的角色则为主要的金融中心。这个面积广阔的大湾区，势必成为华南地区经济增长的火车头，带动朝阳产业发展，同时打造教育学习、医疗服务和新药物研发中心综合发展的国际科技创新中心。

香港大学深圳医院的成立

　　香港大学深圳医院就是在深圳市这个宏大愿景下孕育诞生的。在 2008 年之前，深圳市政府见到人口迅速增长，决定要扩大医院及教育服务。在此之前，由于深圳市内医疗服务不足，许多患者特别是患有如癌症等严重疾病的患者，选择去广州求诊和接受治疗，可是开车前往广州，即使天气好也需要两个小时。

　　深圳市政府推出了庞大的医院服务扩充计划，包括兴建多家全新医院，每家医院更会与一所大学挂钩。于 2012 年 7 月正式启用的香港大学深圳医院，是这个计划下第一家落实的医院。这家与香港大学合办的医院同时亦被选定为一所重点改革医院，由香港大学运营管理，目的是提供跟传统内地医院有别的医疗服务，医院的管理人员均由香港大学聘请。这是一个史无前例的项目，香港大学从来没有管理过一家医院，因为香港的医院主要由香港特区政府或私营机构营运。但是香港大学医学院与其附属的教学医院，即位于香港岛的玛丽医院，一直紧密合作，这促使玛丽医院成为亚洲数一数二的医院，玛丽医院所提供的本科医学教学水平出众，研究项目卓越，而且专科服务先进优良。因此，深圳市政府也期望这家由深圳市政府全额投资并由香港大学运营管理的全新香港大学深圳医院，可以发展成为如玛丽医院一样的顶级医疗机构。

香港大学深圳医院 2003 年选址在一片全新开发的绿色住宅区，由深圳市政府积极开展建筑设计和规划，总投资 40 亿元人民币，总建筑面积约 37 000 平方米，现拥有床位 2 000 张。建这家现代化医院的目的，主要是满足深圳市民对医疗服务的需求，但同时亦希望采用与西方国家相若的模式提供高水平的医疗服务，以及致力于在 21 世纪打造一所绿色医院以响应环保理念。医院于 2012年 7 月 1 日正式对外开放。

医院的管理模式采用董事会架构，由行政及非行政成员组成，深圳市副市长担任主席。董事会成员同时也包括来自香港大学、深圳市卫健委、医院员工以及社会人士的代表。

医院院长由香港大学与深圳市政府共同委任，与此同时，深圳市市委书记亦在医院行政管理架构内扮演重要角色，负责在地方层面协调党与国家政策，并给予相关意见。这项安排在引导医院发展与国家发展同步方面至关重要。此外，院长之下设有多个副院长，辅助行政管理。这个深港合作医疗项目的核心目标主要是在临床服务、教学和研究三个方面取得卓越成就，所采用的模式与香港大学及其教学医院玛丽医院一样。在临床服务方面，以下几个领域被特别列为卓越专科：心脏、器官移植、肿瘤、感染性疾病、骨科、体外人工受孕及产前护理。

目前香港大学深圳医院聘有大约 690 名全职的中国内地医生，其中高级职位（顾问或副顾问医生）占比达 20%，中级职位（主治专科医生）占比 40%，其余 40% 为驻院医生（residents）。这个医生团队得到了大约 90 名香港大学聘请的全职或兼职医生及经理的支持，他们分别来自中国香港、英国、美国、加拿大和澳大利亚，主要担任高级临床医生或行政职位。

香港大学深圳医院的使命是提供创新模式的临床服务，以及作为中国医疗改革的试点。为达使命，医院一开始就制定了多个重要政策方向作为指导原则，包括：开设一个以医院为本的全科部门，由政府厘定打包收费；设立病人关系科；对医暴零容忍；设立网上预约系统；引入商业保险公司保障医院的赔偿；禁止收受红包；强调团队精神及实证医疗；提高临床透明度；公开信息披露。在推行这些政策的同时，香港大学深圳医院亦锐意争取于启用后 5 年内获得国际及国家认证，并让广大患者认可医院提供的服务。以上各点将会在下文详细加以论述。

做好准备，迎接挑战

2012 年 3 月，我在妻子和儿子的支持下，决定接受香港大学深圳医院的职位。由一个工作环境转到另一个工作环境从来都不容易，更不要说是由英国国家医疗服务体系这样标准化的医疗制度，转到中国这个尚在不断进行重大变革的医疗系统工作。况且，中国沿海大城市的医疗系统与内陆的城乡医疗系统可能截然不同。中国不单是世界上人口最多的国家，而且各地有不同的文化、方言和饮食习惯，南方跟北方、东部跟西部都有极大的差异。举例来说，在华南地区，人们的主食是米饭，而华北地区则以面食为主。

因此，作为一名医生，我不但需要在专业方面做好准备，同时亦必须掌握在中国工作及生活的常识，特别是在深圳这样一座现代化城市——它本身并没有多少土生土长的人口，当地大部分居民都来自全国各地。换言之，这座现代化城市是一个集聚多元文化的熔炉，所以我必须努力去认识和接受这里来自不同地区的传统及文化。例如，有些患者可能患有"国际疾病分类编码"（International

Classification of Diseases，ICD）中的疾病，可是，他们治疗这种疾病的方法往往会根据自己的生活方式、习惯和文化传统而有所不同。在拥有5 000多年文明历史、国土面积幅员辽阔的中国，这种现象不足为奇。

我知道这次去深圳工作对我来说是人生一个重大的转折点，我必须凭着毅力、勇气和坚忍去面对。为了帮助自己适应新生活、新工作、新环境，我的首要任务就是要掌握与人沟通的能力。我必须用中文跟内地的人交流，因此我立刻开始学习普通话。在上海出生随后在香港长大的我，只会说香港人说的广东话（粤语），虽然我听得懂一点普通话，但讲得绝对不流利。假若我在内地工作，却仅会说英语和粤语，似乎并不合适，甚至恐怕不会被人接纳，而且在我跟同事、患者及其家属沟通时也会构成严重障碍，因为在日常行医诊症时，必须尽量避免医生与患者之间的沟通误解。例如，一种我十分熟悉的药物，虽然我知道它的英文名称，但可能完全不知晓它的中文名称，可是处方药物是不容有任何错失或误会的，因此我必须学好普通话。

我草拟了一份"该做"及"不该做"清单，有几项在这里可以和大家分享一下。

第一，我绝对不该做甚至不该想的事就是问："为什么你们在中国这样做？我们在英国不是这样做的。"或者是说："为什么在中国不用这种药？这种药在英国很普及啊。"我觉得这样说话是一种自以为是，甚至表现出一种侮辱别人的傲慢态度。我们在问"为什么"之前，必须要先了解事情的来龙去脉，单凭个人偏见和先入为主的印象而非按事实来做判断及发表意见，往往流于轻率与鲁莽。与人同工共事，必须懂得互相尊重。对我来说，我是自己决定来中国做医生的，所以不应该做出任何没有事实根据的假设性评论。这个决定其实给了我一个认识和了解中国制度的机会，我也希望可以借此为医院带来一些良好的改变，即使这些改变微乎其微也是值得的。在这条路上，我把自己看作一座小小但有用的桥梁，把河流的两岸连接起来，桥梁虽然窄小，但是希望能够在某些时候可以帮助到某些人。

第二，我清单中有一项是提醒自己不要太高调。这并不是因为我故作谦虚，而是觉得人应该在言之有物时再说话。表达个人的抱负、理想和目标固然重要也很有必要，但是假若不断地重复，难免给人说空话甚至陈词滥调的感觉。回望过去几年，我仍然认为这个态度是正确的。多年来，有不少电视台和报纸要采访我，大部分都被我婉拒了，当然也因为我对着摄影机说话会浑身不自在。事实上，在中国或是任何其他地方，实际行动和结果才最重要，花言巧语只是虚有其表。

第三，我在清单上提醒自己不该做但又颇具争议的事项，就是不要过分以目标为本，尤其是财务目标。在中国，所有公立医院都必须按照每年收支平衡的原则运营，即每年的收入要与支出平衡，来自政府的补贴只占经费的10%~15%。这个制度与英国NHS的要求可谓南辕北辙。根据英国NHS的规定，医院的经费支出由政府通过税收全盘承担。假若我接受或同意中国这种财务独立自理的模式，我必定会彻底失败。我经常向医院的高级行政人员及深圳市卫健委的官员解释，如果给我定下这些财务目标，他们最初实在不应该聘用我，我也不应该接受他们的邀请，因为我知道我的细胞里面根本没有财务会计和赚取收入的基因，即使我再努力也不行。在香港大学深圳医院这样的新医院，信用、声誉、诚信和安全应该是指导性原则，这些都是金钱买不到，而且需要长年累月才可以建立起来的。感谢他们采纳了我的意见，他们也明白香港大学深圳医院是由深圳市政府投资，目的是要为各项重大改革树立一个典范，包括资助医疗服务方面的改革，从而为整体医疗服务改革带来转变。医生应该根据临床需要为患者提供服务，而不是出于经济考虑。如果医生工作的主要动机是赚钱，大可以效仿许多在内地、香港或在英国的部分医生选择私人执业。当然，我并不是说审慎理财不重要，这点十分重要，只是运营一家医院时，财务目标不应该是首要甚至唯一的考虑因素。政府期望香港大学深圳医院开展一些改革的探索，而在我心目中，首要推行的改革就是培养既令人耳目一新，又受公众人士、患者和医院员工欢迎的正确态度。

第四，我需要跟那些在深圳其他医院工作的中国内地医生建立良好的专业关系。我知道他们对香港大学深圳医院及其发展必定有着浓厚的兴趣，也会感到好奇。他们都是深圳当地医疗界经验丰富且成就卓越的带头人，他们的意见和支持对我们来说非常重要。虽然在不同问题上我未必与他们的看法一致，但是经历了许多事情之后我发现，我们之间相同的地方原来比分歧要多，这实在令人感到欣慰。我应该多多听取他们的意见，向他们学习，因为当地采用的方法可能比国外的方法更实用可取，我没有理由忽视他们的意见。合作与竞争同样重要，也同样富有激励性，只是合作的概念较为正面，而竞争的概念较为负面而已。由于医疗服务并非一门生意，因此完全无须进行商业性的竞争。

第五，我必须珍惜我们的员工，因为他们是医院最宝贵的资产。最初上任时，我的部门没有现成的团队，我需要从零开始建立团队，就每个医务职位一一进行面试。与其他医院相比，香港大学深圳医院不是一家传统医院，没有一套既定的医生聘用标准条款及条件，所以加入我们部门的同事都必须要有一种冒险精神，就好像我由英国来到深圳所抱持的态度一样。这种冒险精神和志同道合的心态，不但有助于塑造团队精神，还可以推动集体贡献，我们必须加以善用。由于我对中国内地应聘者所呈递的申请信的格式和用语没有认识，所以也不懂该如何准确地评定审核申请信的内容。幸好我在英国积累了一点主持面试和聘请各级别医疗人员的经验，它们对我来说十分有用，让我可以在面试时就申请信上的不足之处提出一些深入的问题。同时，我在面试前还邀请了一些高级职位的申请人参观医院，并与他们进行交谈，这些互动都帮助我做出了更正确的决定。

中国医疗服务概况

联合国经济合作与发展组织（OECD）于 2018 年公布的数据显示：中国每年投放在医疗卫生服务的开支占 GDP 的 6.4%；美国虽然人口仅为中国的 1/4，但医疗卫生服务的开支却是中国的近 3 倍，即占 GDP 的 18.3%，居全球之首；英国的这个数字是 9.7%，是 OECD 平均数字的中位数。另外值得注意的是，来自总部设于纽约的非营利组织英联邦基金会公众国际健康政策调查的数据显示，过去数十年以来，英国的医疗服务系统一直位列全球前三名。这项每几年进行一次的定期调查并不包括中国，只涵盖美国、英国、德国、加拿大、荷兰、澳大利亚和新西兰 7 个医疗服务水平相若的国家。调查所采用的准则包括医疗卫生服务的质量、效率、全面性、公平性、健康而又持久的工作寿命，以及按购买力平价计算的人均保健支出。在美国，这方面的人均净支出为每年 7 290 美元，英国则为每年 2 992 美元，可是在综合排名中美国却一直排名甚低，可见当其他医疗指标也计算在内时，医疗支出最多并不一定等于效果最好。这项调查并未将医学研究、诊断、基因组学研究或特殊疾病治疗方法等各方面的发展纳入考虑范围内。

中国这个拥有多达 14 亿人口的国家，不论地理环境、气候、文化和民族都十分多元化，因此不同地区的经济发展及个人财富也各有差异。医疗护理是资源密集型的服务，因此不可避免地会出现国内每个省市和地区医疗服务的水平、供应和范围均需视各地的经济情况而定。

自 2011 年起，中国实行的基本医疗保险覆盖率已超过 95%。中国医疗服务所包含的基本医疗保险不但被视为国家的义务，同时也是个人的责任。近年来，人们开始意识到由国家资助的基本医疗保险保障范围并不全面，同时医疗费用亦高昂得令政府难以全力负担。在此我尝试以英国为例做一下比较。

在英国，自 NHS 于 1948 年成立到 2015 年前后，经通货膨胀调整后的净支出由每年 120 亿英镑飙升到每年 1 350 亿英镑，增幅超过 10 倍，而且上升速度完全没有放缓的迹象。事实上，一般的共识是人们对医疗服务的需求势必持续超越通货膨胀的步伐，以至按年计的医疗开支净增长不断上扬。原因很简单，那就是医学发展一日千里，而人口老龄化已经成为世界各国都必须面对的问题。跟其他许多国家一样，中国医疗系统中医疗费用采取政府与个人共同分担的方式，减除政府医保的部分后，差额由个人支付。在大多数情形下，这种共同付款的方式可谓行之有效，特别是对那些一次能完成的医疗程序（如髋关节置换或白内障手术等）而言。可是，当涉及复杂和对生命有威胁的严重疾病（如白血病）时，许多问题便出现了。虽然现在已有不少新药面世，但是价格高昂；虽然其他配套工具（如影像造影、组织学及遗传学诊断等）均比以前精准，但是非常昂贵，过去 10 年尤其如此。下面我们分别从医保、医疗发展、民营医疗服务、资源分配几个方面，详细了解一下中国的医疗服务概况。

- 不同地区，医保有别 -

在深圳、上海、北京这样较富裕的中国城市，地方政府提供的医疗保险对严重疾病的保险范围较大，比如肾衰竭、癌症或白血病等，这些市政府提供的优越医保计划对本地居民确实帮助不小。事实上，每个城市提供的国家医保计划的保障额度参差不齐，主要是因为不同地区的经济发展程度不一，特别是沿海发达城市与内陆城市之间的差别较大。鉴于近年来医学技术和治疗方法发展迅速，这种地区差异更成为全国关注的问题。而随着治疗方法的发展突飞猛进，一些旨在挽救生命的崭新介入性治疗也纷纷兴起，取代了过去被动式的防御性治疗。举例来说，我记得自己还是一名年轻医生时，被派驻心脏科深切治疗病房工作。心脏病（比如心肌梗死）患者在医院接受的唯一治疗方法，就是完全卧床休息数星期，希望心脏可以自然复原，没有其他并发症。假若出现并发症，例如心脏衰竭或不正常心跳等，我们只可以使用药物医治，并且不能保证一定有效。但是今天，大部分心脏病患者都可以在局部麻醉下，接受在冠状血管植入支架的手术，于并发症发生之前恢复心脏血液流通。

面对这个问题，中国政府正在积极研究和探讨多个解决方案，以尽量缩小不同地区之间的差距，力求全国各地的医疗保障能够比较均衡。不过，国家为全民提供更好医疗保障的前提是经济必须持续增长，我希望也深信随着中国经济的持续发展，地区与地区之间的差距将逐步收窄。

- 医疗发展及人们的期望 -

在今天这个先进医疗保健的时代，人们只要付得起钱便可以获得所需的医疗服务，但这也是几乎所有国家面对的重大问题，因为国家资源要跟上现代医疗保健的需求和期望是不可能的。随着生活水平的提高，我们对医疗及教育等服务的期望也会提高，这是所谓中产阶层的陷阱，就好像我们习惯了使用 4G（第四代通信技术）或 5G（第五代通信技术）手机，很难退回使用 2G（第二代通信技术）手机一样。人们追求更完善、更先进的医疗服务的期望不断提高，当然可以理解，但是这种期望也必须加以调节。过去 40 多年来，中国主要致力于发展经济，其间遇到了不少挑战，也经历了几个转型阶段。虽然目前中国的 GDP 在全球位列第二，但世界银行估计，中国人均 GDP 仅处于中等收入国家的中上等水平，比其他人口较少、经济较发达并且人均收入处于高水平的国家低。比如，中国人均 GDP 仅为美国的 1/6 和英国的 1/4。因此，中国没有能力承担资助全部医疗服务的责任，人民也不应该期望国家如此做，因为这种期望是不切实际的。中国需要像其他国家一样，实施某种程度的资源分配，而人民也明白和接受其中的困难，因为这意味着国家需要额外的资金。值得注意的是，这个资金缺口的存在，加上人民的财富不断增加，缔造了强大的市场需求，为私人资本带来庞大商机。比如，将资本投放在私营商业医疗保险上，承保范围主要是非急诊服务，这类服务可以预先筹划同时又有需求，包括介入影像诊疗、心脏造影、内窥镜检查、产科等常规医疗服务。

- 民营医疗服务的角色 -

现在，中国已拥有足够的条件发展民营商业医疗保险业，以补充而非取代政府的医疗开支。除了政府鼓励和支持私人投资发展私营商业医疗保险，人民也愿意用个人的财富或通过保险公司的投保计划，购买跟美国模式相若的私人医疗保险。此外，日益凸显的人口老龄化、不断增长演变的经济模式（从制造业经济转变为服务型经济，由过去销售产品到现在提供服务），以及众多经验丰富的网民和消费者，都大大吸引了民营医疗保险公司争相进入该市场。中国的医疗保险市场能够吸引全中国以及国际的大型保险公司，是因为中国的中产阶层不但有见识，而且在全球的数量也是最庞大的，并且还在不断增长中。这些中产阶层一般都习惯了购买汽车保险、家居保险及旅游保险等，以尽量降低意外带来的风险。同样，在政府的鼓励下，他们也会考虑购买民营医疗保险，希望当有医疗需要时，可以大大降低个人资源消耗。

目前，民营医疗保险行业在中国发展方兴未艾。我环顾四周，特别是在大城市，可以看到私营企业都在积极投资推广各种医疗保险服务，它们不但投资提供门诊服务的医疗中心，还雄心勃勃地投资兴建全新的民营医院。在北京最成功、最著名的医院之一，是一家以产科为主的民营医院，是富人和名人孕产时都会去的地方。这个发展趋势还有另一个优势，就是过去医疗专业人士只能在公立医疗机构工作，赚取固定的薪酬，事业发展空间有限，现在开放的民营医疗机构正好为他们提供了更多灵活的工作选择。我有很多中国同事都已经转往民营医疗机构服务。

中国的民营医疗机构一般可以采取多种经营形式。比如：设备先进，主要为富人或购买商业医疗保险的人们提供全面医疗服务的民营医院；专科医院（例如心脏科中心、整形整容中心、妇产科中心、眼科中心等）；以集团式经营的民营门诊诊所；收费的网上远程医疗平台；等等。过去 10 年来，投入民营医疗机构的资金非常雄厚，从《2018 年中国卫生健康事业发展统计公报》的数据中可见一斑：2018 年，全中国各种级别的公立医院有 12 032 家，病床总数约 480 万张；同年，民营医院总数 20 977 家，病床总数约 172 万张，而 2017 年时民营医院有 18 759 家，病床总数约 149 万张。也就是说，短短一年内，民营医院及其病床总数分别增长了 12% 和 15%。换言之，在全中国，每 4 张病床中便有 1 张是民营医院病床。这种公立与民营医疗服务之对比十分难得，远高于英国的水平，也高于美国。英国的医疗服务几乎完全由国家资助，而美国的医疗服务则差不多全由私人支付，政府仅通过联邦医疗保险（Medicare）或医疗补助计划（Medicaid）为美国人补贴部分费用。在我看来，中国的医疗系统采用公私合作的模式，可以取长补短，在人民的需要和付款能力之间取得平衡，从而有效提供医疗服务。这个合作模式不但具有巨大的潜力，而且可为医疗部门提供大量发展机会。

这个由公立和民营机构共同提供医疗服务的模式，在资源重新分配方面也有吸引力。随着中国经济不断发展以及由制造业经济演变为服务型经济，这类商业医疗保险机构不但有市场，而且有利可图。同时，由于国家是基层医疗服务的主要提供者，民营医疗保险机构的出现，可以让国家有较多空间调动资源，集中精力将基层医疗和公共卫生推广到经济发展较落后的地区。在多个基层医疗领域，尚有很多重要工作只有政府才可以做到，包括在全国协调策划促进公共卫生的措施，例如戒烟等。中国的吸烟人口庞大，世界卫生组织估计，中国有大约3.5亿烟民，占全球吸烟人数约1/3！此外，其他需要政府处理的重要领域还有禁止酗酒，鼓励人民改变生活方式，如注重健康饮食及定时做运动，预防、监察和控制传染病暴发，以及提早筛查肝炎、乳腺癌和肠癌等疾病。

我想在这里讲述一个需要国家特别关注的重要领域，就是Ⅱ型糖尿病。这种病主要影响年纪较大的人士，一般的治疗方法是使用药物而不是使用胰岛素。我之所以特别提出这个病，是因为

40 年前中国只有 0.9% 的人口患有 II 型糖尿病，但今天这个数字估计已增至 10%。造成这个现象的原因是，随着中国现代化和城市化日程的加快，人们的饮食比以前更加丰富，含糖量也较高，但同时疏于运动。此外，据称中国人有较强的 II 型糖尿病遗传倾向。其实诊断 II 型糖尿病并不困难，而且治疗费用也较为便宜，不过患者必须辅之以健康的生活习惯。假若能够及早确诊和施以治疗，可以延迟甚至防止晚期并发症，例如与心血管、肾脏和眼等相关的疾病，而要医治这些晚期并发症，费用将会十分昂贵。医院不能解决这些问题，因为糖尿病患者通常都不主动复诊接受检查，但是国家却可以在全国进行宣传推广活动，例如实施定期筛查、进行公民教育以及强调复诊的重要性等，要知道预防这些并发症永远都胜于治疗它们。我过去几年在中国行医期间，亲眼看到中国在这方面的进展，例如在流行病（例如禽流感）暴发初期，政府如何通过各种媒体将信息广泛传递给民众，如何快速地实施民众所需的防控措施，以及如何有效地控制疫情暴发等。对于中国这些明显的改善，西方国家可能未必留意得到，也没有加以报道或求证，但是我认为中国在公共卫生方面所取得的重大进步是值得称许的。目前在中国的各大城市，政府已成功推行公众场合禁烟行动，而香港大学深圳医院亦于三年前设立了戒烟诊所。

　　不过，这种私人资本投资医疗服务的模式也有其弊病和难处。举例来说，有意提供商业医疗保险或医疗服务的资本，既看到了当今临床诊断和治疗技术的发展日新月异，又看到了投资这些领域成本很高，涉及的金额往往不是数百万元，而是数十亿元。当考虑投资是否值得时他们就会三思，即使创业投资者也不例外。因此，保险公司必须采用精明的市场推广策略，加入更多免责条款和提高保费来应对，还要不断计算保费需定在哪个水平才可以让客户接受和负担得起，同时又能够让承保人仍然有利可图。由于医疗费用增长速度惊人，即使保险公司也不得不将最新的治疗方法列入免责条款，特别是癌症治疗及免疫细胞疗法等。至于巨额投资研发这些新疗法的大型医药公司，自然都希望获得投资回报，也就是赚取利润。以美国目前就医疗制度的争论为例，不可否认，美国在全球医学研究及发展方面一马当先，可是政府资助最新医疗发展的机制一直都是美国一个引发激烈辩论甚至纷争的议题，即使经过一轮又一轮的总统选举也未能取得共识。人们常常提出的一个问题是：不管哪一种医疗系统，谁才应该是专利药物的受益者？药厂应该降低利润使患者受益还是分发更多红利让股东受益呢？自由市场的资本主义者会说投资者应该受益，社会主义者会说应该让患者受益，而中立的理想主义者则会说两者都应该受益。

事实上，医疗服务资助并没有一个可获得全民接受的完美机制。这是一个复杂的问题，没有一个国家可以制订出一套同时得到患者和医疗服务提供者都接纳的方案。不过中国近年来在推行现代化、经济发展和科技进步等方面成效卓著，又拥有庞大的城乡人口组合，因此我相信，中国一定可以打造一个各方广为接受且行之有效的模式和机制。

- 医疗服务的资源分配 -

当然，我们可以从另一个角度去看这个问题。作为医生或医疗服务经理，我们不应单单放眼于资助经费，以及患者与股东之间的道德矛盾与利害冲突，而应该在评估治疗及诊断发展时，审视相关的实证基础、临床效用和成本效益。这个衡工量值的做法，就是业内常说的健康经济，而英国是领导健康经济的先锋。

提供衡工量值的医疗服务，既是我们专业能力范围内可以做到的，又能够保障患者的权益。美国食品药品管理局（FDA）以及英国国家卫生与临床技术优化研究所（NICE）等机构，都是专为这个目的而设立的。它们之间主要的区别是，美国 FDA 主要负责认证治疗或诊断的成效，而英国 NICE 同时还负责管理成本效益。中国的相关机构是国家药品监督管理局。以上这些机构全部是由政府资助且独立运营的。英国的 NICE 团队由多名经验丰富的健康经济学家、医疗服务经理、统计学家、市民代表、资深医生和科学家组成，负责详细分析相关的数据及公开的数据。根据我数年前在英国担任 NICE 顾问时的经验，该团队通常采用非常客观的态度去评估一种药物或一项检验的临床成效，然后才向政府建议该药物或检验是否应该被国家医疗服务体系采纳并资助。因此可以说，NICE 是一个立场不偏不倚、专门评估新药或检验疗效的中间机构。

此外，我们必须明白，某些医学发展有可能经过很长一段时间后才被证实效果并不如预期般理想，之前所声称的疗效可能仅是"声称"，需要许多年之后才能做出有效的评估，而一些新药最终也未必可以提高存活率。最新的医疗发展可能只是一个趋势，但不一定可以让民众受益，而传统的治疗方法也未必很差。要为这些问题寻找答案也许需要几年甚至几十年，换言之，新药不一定如声称般的那么好，旧药也未必如人们想象中的那样不济。那么，我们应该如何抉择呢？目前的情况是，医疗资源有限，但不论医生、患者还是民众，都源源不断地会收到与医学发展有关的信息（提供这些信息的往往是药商卖弄营销的手法），而急于寻求新治疗方法的患者和一般民众，未必有能力分辨这些信息的可靠性。中国国家药品监督管理局、美国 FDA 和英国 NICE 等机构设立的目的，就是协助处理这些问题。

　　作为医生，我们在这方面可以做些什么呢？我们不能单单学习掌握新的医学技术而不理会其中所涉及的成本。在医学界，控制成本与寻求更多研发经费同样重要，两者缺一不可，否则不但医疗水平会下降，国家亦会负债累累。一般来说，医疗成本的增长率往往都高于通胀率。目前，在中国已经成立了多个国家认可的专业学会，这些学会都是由经验丰富的资深专科医生组成的专业团体。这些学会及其专家定期发表及推荐各种疾病的最新治疗指南，这样有助于全国各地的医院进行规范性的临床指引及建议，目的是建立一套医疗典范，供业内人士遵行。这些临床指引可能包括也可能不包括昂贵的新药或基因诊断测试，它们的好处是并非一成不变，也没有规定同行必须遵守，即使有新药，临床指引也只会推荐那些经临床专家评估为临床有效的产品。举例来说，在我所属的专科，虽然医生对急性白血病患者的治疗目的可能一样，但是实际的治疗方法（不同的药物和剂量）会有所不同。换言之，我们既有标准又有多个治疗方案可以选择，这让我们在临床治疗可以有更大的灵活性。此外，临床指引不但确保医疗规范统一，同时也可避免那种为了要追上潮流而过度采用没有临床效果、价格昂贵、未经证实有效的药物或诊断工具。以前我在英国工作时，因为专业上的需要，会经常查看英国的临床指引；现在我在中国行医，则会同时查阅中国及国际的临床指引。这样做有两个原因：一是可以协助我所属科室对患者的治疗达到中国及国际水平，二是这些临床指引可以让我了解到哪些在外国普遍应用的药物在中国是没有的。

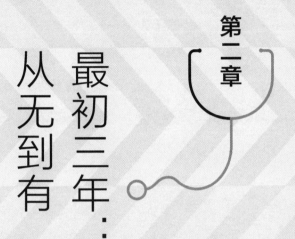

第二章

最初三年：从无到有

香港大学深圳医院是医疗服务的改革先锋，成立之初便推出多项国内前所未有的改革措施。此后一直竭力追求服务效率与质量并重，并于成立后数年内获评为国家三甲医院，并得到澳大利亚医疗服务标准委员会的认证，成为中国内地唯一一家获得全国性和国际性双重认证的医院。特别是香港大学深圳医院建立了一套完善的全天候中风诊治服务，更被划为深圳市乃至全国认可的中风诊治中心之一。

香港大学深圳医院的服务与革新措施

2012 年 8 月 20 日，一个酷热的夏天早上 7：45，我到达了香港大学深圳医院，接待我的是医院人力资源部一名经理，他为我简单介绍了医院的情况。

医院给我的第一印象是占地面积广，空间宽敞，虽然仍有一些主要设施尚未完工。之前几个月，当院方邀请我加入这家医院时，我曾经参观过这里，当时从外面看是一家接近竣工的医院，但不能走进去，因为部分建筑仍然在施工中。人力资源部经理介绍完情况后，我不禁对自己说，接受这个 3 年全职合约、负责 9 个亚专科的部门主管职位，是一项多么大的挑战啊！这 9 个亚专科分别是心内科、呼吸内科、消化和肝脏科、神经内科、皮肤科、内分泌科、肾内科、风湿免疫科和血液科（后来还加入了重症监护室）。

偌大的香港大学深圳医院由 6 幢大楼组成，每幢有 7 个楼层（共设 2 000 张病床）。此外，医院中心位置还有一幢 5 层高的门诊大楼，内设门诊部、地下急诊室，以及所有诊断设施，总面积约 37 000 平方米。初期，医院的临床服务非常有限，尚未设立住院床位，内科只提供十分初级的门诊服务，包括基本的心内科、呼吸内科、内分泌科、血液科和肾内科。每天到门诊部看病的内科患者不足 50 人，我们可以提供的诊断检查服务只有验血、一些基本生物化学检验、胸肺 X 光，以及有限度的超声检查。

当然我并没有感到沮丧，只知道前面有许多工作等着我去做；我也没有畏缩，只是对眼前这个令人既惊又喜的环境感到有点不知所措，心想今后一定要分秒必争，一天都不可以浪费。虽然医院为每天从香港过来上班的医疗人员提供了一支七座车车队的接送服务，但我决定不使用，而是选择星期一到星期五（有时甚至到星期日）在医院留宿，从而减少舟车劳顿，节省时间。我最初回来工作时住在我哥哥在香港的家，每天由他家到香港大学深圳医院的来回车程需要 4 个小时，而我在医院留宿便可以每星期争取到额外 20 个小时的工作时间，到星期五黄昏才返回香港。

对我来说，前面的挑战不仅是要尽快掌握我并不熟悉的中国医疗体系，还要开始招募和组织一个由中国内地专业医护人员组成的团队，学习与他们同工共事。这个任务殊不容易，因为我们的背景以及工作方法都非常不同。此外，我还要替医院发展多项重点服务，除了内科，还要设立一个重症监护室和特级病房，因此，我绝不能浪费一分一秒。感恩的是，我很快便习惯了与中国内地同事一起工作的节奏，同时在这个精力充沛的全新团队的影响下，我也感觉自己恢复了青春活力。他们不但工作勤奋，而且非常有兴趣了解英国医疗领域的做事方法，因此跟他们共事一点也不枯燥。虽然前面有重重挑战，但是大家对工作的积极热诚，让我们之间建立了紧密的关系，加上这些同事对我照顾周到，令我觉得十分温暖。

如前文所述，每天早上 7 点，一支由 12 辆客车组成的车队，会从香港岛、九龙等三个始发点接载香港大学的员工来到香港大学深圳医院上班，到医院时间大约是上午 8：30。这些员工包括高级经理、医生和教授，他们共同组成医院的核心高层管理团队。这个管理团队与我们的内地同事紧密合作，将玛丽医院香港大学临床学术人员的医学专长迁移到香港大学深圳医院，并在内地同事的支持下加以开发。

渐渐地，我发觉最初的挣扎和对中国体制不熟悉的感觉开始被一种欣慰和满足感取代，以至每当推出一项新服务时，内心就会感到收获的喜悦。直到今天，我还清楚地记得许多的"第一"：第一个在门诊部诊治的血液科病人，2012 年 10 月第一个内科收治患者，第一次查房，第一个骨髓活组织检验，第一次内窥镜检查，第一次血液透析，第一个重症监护收治患者，第一台心导管手术，第一次支气管镜检查，第一个骨髓移植患者，等等。这些"第一"成为我宝贵的回忆。

香港大学深圳医院自启用第一天便采取了两项国内医疗界前所未有的措施。第一，引入门诊预约制度（当然患者也可以直接到医院问诊）。每个门诊患者的看病时间平均为 15 分钟，这样患者就有足够的时间向医生做详细的医疗咨询。每名门诊医生根据所属专科的不同平均每天看 30~40 个患者。在当时，中国很多患者看病都要一大早起来到医院排队挂号、取号，而门诊预约制度在当时还没有先例。一些久负盛名的大医院，还存在一种"经纪人"，他们利用某种不为人知的手段，取得预先安排好的号源，然后高价贩卖给患者。另外还有一种情况，一些不是患者的人愿意大清早起来替真正的患者排队拿号，以此换取报酬。这些手法都是不正当、不透明的。香港大学深圳医院推出的预约制度有助于杜绝这类问题，不过实施初期也遇到了不少困难，特别是患者一开始都不能适应这个新制度，经过随后几年的磨合，现在预约制度不但已成为常规，同时还被国内其他医院广泛采用。

香港大学深圳医院采取的第二项措施，就是废除了特别指定的静脉输液区。在当时，急诊室隔壁设置静脉输液区几乎是内地每家医院的标准格局，而真正有临床需要的静脉输液区却往往被设置在不明显的角落。我们也看到有些内地医院过度使用静脉输液的做法一直遭到非议，于是香港大学深圳医院高级管理层很早便做出一个大胆决定，废除原来建筑设计内已经规划好的静脉输液区。事实上，在任何一家医院，空间都十分宝贵，因此取消这样一个专门区域可以腾出更多空间，供其他核心服务使用。我们医院将这个静脉输液区改为一个安静的区域，供临床中医科使用。事实证明，取消静脉输液区并没有受到公众或是深圳医疗卫生官员的投诉，显然这是一个正确的决定。

医院服务初见成效

　　三年后，在医院管理层的共同决策、政府的支持和工作人员全心全意的努力下，香港大学深圳医院渐渐发展为一家拥有 2 000 张病床并设有全天候急诊室的综合医院；门诊部接待的患者亦逐步增加到平均每天 6 000 多名，星期六则为 3 000 名；至于需要看专科的患者，轮候时间一般不超过两个工作日。今天，所有全科及专科诊室均于星期一至星期五全日及星期六上午开诊。换言之，每个专科每星期有至少 11 个诊症时段，而一些需求量大的专科，例如心内科和呼吸内科等，星期六下午也会开诊，也就是每星期共有 12 个诊症时段。

　　如此高效的服务，在英国简直是闻所未闻。在英国，等候专科医生诊症，往往需要数星期甚至数月，从来不会少于两天。鉴于在英国寻求专科意见的等候时间偏长，英国政府为医院设置的绩效目标之一就是缩短转介①门诊病人看专科的等候时间。不过从目前看，大部分英国患者看专科的等候时间仍然需要数星期。反观中国，这个等候时间短得近乎为零，对此我真是既佩服又引以为傲，因为这样的做法绝对是造福患者。

　　在这里也必须郑重指出，如此高效的专科转介，可大大减轻急诊室承受的压力，让急诊室可以迅速有效地处理真正危急的个

---

① 转介（referral）即转诊介绍的意思。

案。因此在香港大学深圳医院的急诊室，根本不存在等候时间的问题，不像在英国，每年冬季都会为急诊室带来诊症危机。此外，在香港大学深圳医院，假如急诊室需要为某个患者寻求专科意见，可以启动专科转介机制，召唤专科医生前来急诊室看病或是当天转介患者到所需的专科诊所，让患者不用再来医院跑一趟。

为了支持这些服务，现在差不多所有诊断和配套服务都集中在门诊大楼，包括化验室、影像及超声服务、内窥镜及透析服务等。还有一个类似移动手推车的机械人轨道运输系统，用作运送血液样本和药物。计算机断层扫描（CT）可以在医生发出医嘱后数天内进行，磁共振（MR）则可能需要一星期的时间，不过在紧急情况下也可以在一天内完成。我们的工作人员往往都很乐意超时工作完成任务。在化验服务方面，大部分诊断化验都由医院内部的化验室进行，至于一些复杂的化验，例如分子医学或遗传医学化验等，香港大学深圳医院会按照既定的医院标准流程，送到院外的医疗机构进行相关的化验。所有化验手续流程均采用电子形式，每个样本都附有一个二维码，这样有助于临床一线及后勤化验室节省打印标签的时间。有一次我在下午做了一个例行抽血检验，到了第二天早上我已经可以在手机上看到自己的化验报告了。

虽然现在香港大学深圳医院每个工作日都要接待多达 6 000 名门诊患者，但运作效率仍然很高。以前我在英国医院门诊部见到那些文员推着手推车匆匆忙忙将字条传送给不同诊室，门诊接待处放满了病历记录，以及工作人员拿着血液样本跑来跑去的景象，在香港大学深圳医院是见不到的。我每天都会经过门诊部两次，但从来没有见过手推车或有员工跑来跑去，更没有看到诊室里面有堆积如山的病历记录，这里的门诊部就好像一个管理完善的国际机场一样，虽然十分繁忙，但是运营效率高，丝毫没有混乱情况。

- 竭力追求优质服务 -

中国内地对医院的服务和质量实行的是"三级六等"的评审标准，这跟英国的医疗服务质量委员会（Care Quality Commission, CQC）实施的制度相若。根据这套标准，中国国家卫生健康委员会（以下简称国家卫健委）每隔数年就会对医院的日常管理、安全和服务进行详细审查和考核，只有顶尖的医院才会获评为最高的三甲级别。国家卫健委的检查规定十分严格，评分制度非常审慎，评审要求也严谨详尽，特别在医院所提交的文件方面，如各种废料处理系统管理、事故管理、消防演习、血液制品的前线使用、知情同意书和临床记录等，都需要具备详细数据。通过这种严格、详尽的审核，我对医院的认识也比以前深入了许多。卫健委对香港大学深圳医院的审核，由国家认证的专家共同组成的国家级小组负责，在 2017 年进行了整整一个星期的评审。在全体员工的努力下，香港大学深圳医院最终获评为最高级别的三甲医院级别。2016 年，全中国共有 1 308 家医院获评为三甲医院。在我们准备申报评级三甲医院的前几年，香港大学深圳医院同时也向另一个获得国际认证的质量认证机构——

澳大利亚医疗服务标准委员会（Australian Council on Healthcare Standards，ACHS）—— 提交了申请，并于 2016 年取得认证。我们选择向 ACHS 申请认证，原因是中国香港的公立医院（包括玛丽医院）都采用这套认证制度。截至 2017 年底，香港大学深圳医院是中国内地唯一一家获得全国性和国际性双重认证的医院，表现出众。我们得到国家和国际的认证，主要依赖于医院全体员工共同的努力、坚毅的意志和无私的奉献。可以想象，在多年筹备申请 ACHS 认证和三甲医院评级的过程中，单单是将所有文件由中文译为英文、英文译成中文，已经是一项规模无比庞大的艰巨任务了。

- 服务效率与质量并重 -

中国医疗服务的另一个特点是强调效率和生产力，特别是门诊部患者的数量以及诊断检查的数量。原因很有意思，就是公立医院每年必须达到收支平衡，而医护人员的奖金又往往来自收支平衡后的余额，因此医院需要不断提高创新能力、效率和生产力，同时采用多劳多得或多卖多得的商业模式运作，以赚取更多收入用作投资或奖励员工。换言之，公立医院均采用顾客至上的理念来运营。我曾经做过香港大学深圳医院的门诊病人和住院病人，我用自己的经验来说明这种高效的运作模式。

数月前，我生了一颗唇疮，需要一些外用药膏。我从皮肤科医生那里取得处方直至拿到药膏，前后只用了 20 分钟，这还包括我前往付款处缴费，然后到门诊部药房等候取药的时间。假若我不用现金缴费，改用设于门诊部的支付宝机进行电子付款，所需的时间更短。最了不起的是，当我到达药房等候区时，该处的大型电子屏幕已经显示了我的名字以及取药的窗口号码，就跟机场电子屏幕显示登机闸口编号一样。如此高的效率是英国国家医疗服务体系难以匹敌的。更值得一提的是，香港大学深圳医院的药剂科使用的是德国进口的机械臂配药。

到香港大学深圳医院求诊的患者，可以登录我们的网站或是通过我们医院的微信应用程序（现在微信在中国已被视为"应用程序之霸"），预约门诊服务或更改预约时间；还可以选择电话预约，甚至亲自来医院即时就诊。这种做法跟去电影院看电影一样，让患者按照自己选择的时间和方式看医生，轮候时间一般不超过两天，很多当天就可以完成。这样的服务在许多发达国家简直是闻所未闻。

我们的医生每天上午8：30之前或下午2：00之前便到达诊室，假若迟到会被记录在案，用作每个部门绩效考评的一个指标。患者等候看医生的时间通常不超过一个小时，预约资料会在每个诊室外的电子屏幕上显示出来。另外，还有一台电视机播放有关医院的运作，为患者介绍各种疾病的基础知识。例如，糖尿病诊室外不但摆放了各种教育宣传册，还播放着关于糖尿病信息的视频。

香港大学深圳医院门诊部推行的一项主要改革就是每名门诊医生每天平均只看30~40个患者，这样可以防止医生工作超负荷，同时亦避免医生看太多患者。因为几乎所有中国的公立医院，医生的薪酬或奖金跟他所看的患者数量挂钩，因此有些医生每天会看超过 80 名患者，以致每名患者可能只有几分钟的看病时间。

临床服务以团队为本

香港大学深圳医院另一项改革是患者不得指定医生，但指定医生这种做法在其他医院是可以接受的。这项改革的原则是，我们医院提供的服务是以全科及专科的团队为本，而不是以个人为本，这点跟英国的体制一样。假若有患者希望指定看某位香港或内地顾问医生，他们可以选择到我们专门提供特级服务的国际医疗中心（International Medical Centre，IMC）。我将会在后文简单介绍一下这个国际医疗中心。

香港大学深圳医院与内地其他医院最大的区别就是提供一星期运作 6 天的全科门诊服务，跟英国的体系相若，唯一不同的是我们的全科门诊设于医院的门诊大楼。凡没有明显症状或只有小病的患者，可选择先向全科求诊，全科门诊是得到医院内所有专科支持的。举例来说，假若一名全科医生需要转介一名白细胞数量偏高、有可能患上白血病的患者看专科，该患者不需再转介，只要直接到楼上专科部门预约当天的血液科医生便可。

对于需要住院的患者，香港大学深圳医院有着足够的床位。

医院目前没有病床短缺的问题，更不会出现需要使用临时折叠床的情况。即使在一些情况下某个专科出现病床不足，我们也有一个由病房护士紧密协调的高效分流系统，把患者直接送往另一个科室的病房。这项安排非常重要，因为在许多医院，一些需要住院的患者在遇到医院科室病床短缺时，往往会被院方告知去别处求医。比如，一名血液科患者需要住院，但血液科病房没有足够的床位，医生就会劝导患者去别的医院寻找病床和求诊，而适合的医院可能在附近，也可能在距离很远的地方。相比之下，香港大学深圳医院的政策是从不拒绝任何专科患者，我们会竭尽所能满足每个患者的需要。

此外，中国还有不少其他符合国际规范的医疗惯例。在我看来，这些惯例即使在许多服务水平及能力均享誉国际的英国公立医院也不常见。中国这些规范和惯例不但值得称许，而且应该提出来与同业分享和互相学习。我将会在下文详细介绍。

根据中国内地的三级六等医疗机构划分标准，三甲医院的每个科室病房都必须有一名医生全天候当值，每个科室病房的床位数目平均为36~44张；香港大学深圳医院每个科室病房的平均床位数目是40~44张。在12：00到13：30的午饭时段，每个科室病房必定会有一名轮班医生当值，当值医生不得在这段时间内参加任何会议，院方会为他安排送餐服务。除此之外，每天晚上以及整个周末，每个科室病房均有驻院医生当值，而每个科室病房的"候命室"都附设小厨房和淋浴室，供当值医生使用，这样就不会耽误他们看诊或收治新患者的时间。现在病房护士已无须再传呼当值医生，而是改用智能手机直接联络。事实上，今天在中国已经没有人使用传呼机了。有了当值医生这个安排，不但临床问题可以在毫无延误的情况下立刻得到处理，有助于改善患者治疗效果，而且护士也较为安心。另外，现在已无须跨科传呼一线值班医生了，因为每个专科都会从本科的驻院医生团队中调派一线医生值班，由二线高级医生提供后援。此举不但可加强患者护理的延续性，同时还可提高每天交班的效率。

在上述制度的安排下，第二天早上的医生交班程序不但井井有条，而且由于各项细节都详细记录在交班记录簿内，接班的团队可以清楚地知道每个患者前一天晚上的临床情况。星期一至星期五的交班手续于每天上午 8：15 进行；到了周末，接班医生会于上午 8：30 抵达，而前一晚当值的医生一般会等到上午 11：00 待交班手续完成后才离开。同样，护士的交班手续也相若。我非常欣赏这种做法，因为良好的延续护理必须有一套优良的交班制度配合，这点我在英国是看不到的。虽然英国医院也强调医护交班手续，可是除了重症监护室和手术室，其他部门的交班程序都乏善可陈。

善用信息技术

另一个值得宣扬的良好规范，是病历记录采用综合临床信息技术系统归档，记录质量十分优良。在英国一些设备先进的医院，医疗人员已经不再书写病历记录，改用计算机记录，可是存储在计算机系统的数据往往不够全面。在中国，住院病人的病历记录要求非常严格，水平也甚高。这些病历记录的内容、细节把握的水平和信息的完整性，都会被每个科室用作评核每月服务质量及患者安全管理的一个重要指标。病历记录的每个部分都会经过审核，包括化验结果、病理报告、X 光报告、手术知情同意书、治疗程序和输血情况等。此外，病历记录中每日临床写下的项目，都必须由负责的医疗人员签字。

举例来说，我每星期查房两次，每次我都要在自己所写的病历记录下签名。完成病历记录并归档的标准期限是 7 个工作日，病历记录的首页会写上入院记录，患者出院时会收到详细的出院记录，上面会列明根据国际疾病分类编码的诊断信息，以及诊疗药物列表。病历记录的质量和完成的及时性会先经科室审核，然后上传到中央系统归档，审核结果将会每月送交部门主管，用作绩效考评指标。此外，医院还对每个科室病房实行一套随机的快速跨病房审核办法，由不同科室病房的护士互相检查核对彼此病历记录的质量。

香港大学深圳医院在 2012 年 10 月 24 日接收了第一个内科住院患者。当时，我觉得医院对病历记录质量的要求有点过于严格，甚至太繁复。以我们内科为例，最初的病历记录就没有达到过 90%的归档率，我们不但归档率低，而且内容评分也处于乙等或丙等的低水平（根据绩效考评标准，达到 95% 及以上才可获得甲等）。

8 年后的今天，我们医院每个专科病历记录归档率都达到近 100%（偶尔为 98%），内容质量亦达到 95% 以上（甲等），两者均符合国家资质要求。据我所知，中国香港或英国都未能达到这个标准。到了今天，我已经完全认同这套用来考评归档系统详细内容和及时性的绩效指标，因为当出现医疗争议或投诉时，这些详尽的病历记录可以当作有力的证据和有效的证明（这点我将会在后文加以讲述）。我相信在不久的将来，手写病历记录势必被电子病历记录取代，事实上，英国和中国的很多医院都已经转用电子病历记录了。可以想象，假若像中国这样一个有着 14 亿人口的国家，在复杂的医疗服务领域实行电子病历记录，对于保护环境也必定有极大帮助！

再举一个例子。假若患者出院后需要看另一个专科，比如血液科一个要服用皮质类固醇的糖尿病出院患者需要去内分泌科检验血糖，我不需要再写转介信，因为出院记录已经说明他需要前往内分泌科求诊。这种做法不但可以避免重复工作，也可以让患者有机会选择去哪家医院接受后续治疗，详细的出院记录本身已经可以发挥转介信的作用了。今天，人们都强调转介信的内容必须公正和实事求是，并且避免使用可能令患者感到不安的主观用词，在这种情况下，给患者出具的出院信正好可以解决这个问题。

门诊或住院跨专科转介是任何大型医院日常运作的一个重要工作部分，香港大学深圳医院也不例外。各个专科，例如心内科、呼吸内科、一般外科、骨科、内分泌科等，每天都会收到无数的住院患者转介个案。对此，我们设置了行之有效的标准，就是非紧急转介要在 24 小时内处理，而紧急个案则必须在收到诊症要求后 30 分钟内处理，而且紧急转介都会由负责的医疗人员同时用电话通报有关专科。所有这些转介都采用电子方式落实和提示，就像智能手机的提示功能一样，既可记录及追踪处理时间，又可确保及时提供跨科转介诊症。

一个复杂病例如果需要高层医疗人员的参与，例如听取顾问医生的意见，院方便会组织一个多学科团队，所有出席人士名单和讨论内容也都会记录在案。获邀参与的专科必须派出一名资深医生作为代表，为病情讨论做出贡献，而这类复杂的转介病例信息亦会经内部计算机系统用电子邮件发给被邀出席的专科医生。举例来说，如果我被要求出席一个需要血液科意见的会议，我会预先收到一封详细列明一切相关临床资料的电子邮件，而无须到现场听取汇报。这种安排对于需要获取影像科医生意见的个案尤其重要。在中国内地其他医院，这类多学科团队一般由临床事务部组织，但在香港大学深圳医院是由内部计算机系统通过电子邮件安排。为了保护患者私隐，我们医院特设了一个独立的临床信息技术系统，跟连接互联网的对外系统完全分开，而医院临床信息技术系统的每名用户都会获得一枚记忆棒和一个自己设定的密码。比如，当我被其他专科邀请出席多学科团队会议，讨论某个复杂的有关血液凝结的问题时，会上的讨论一般涉及多个相关专科，所有重要数据，如影像造影、活体组织切片报告或血液检查结果等，都会通过医院临床信息技术系统显示在投影屏幕上。

香港大学深圳医院谨守遵行这些良好的规范。除了上述定期举行的多学科团队会议，医院还有一个良好规范非常值得一提，那就是当患者入院后三个工作日内仍未能确诊时，我们便会对个案进行讨论。此外，假若出现临床进展显示患者的情况转趋复杂的个案，就必须在顾问医生查房之余加以讨论并记录在案。换言之，未能确诊或是复杂的个案，都会受到特别关注和处理。

如果患者在住院期间逝世，负责的专科医疗人员必须于 7 个工作日内组织一个有详细记录的死亡讨论会议，科室的全部医生都需要出席，就其死因进行彻底审核，研究有没有可以改善的地方或可以吸取的教训。这个死亡讨论会议是中国对三甲医院制定的国家标准，香港大学深圳医院也严格遵行。虽然英国亦有意举行这类会议，可是从来没有正式实行过。

抗生素管理制度

中国致力于推行合理使用抗生素的管理制度，并且十分强调这项制度的重要性。在香港大学深圳医院，感染控制是我们的卓越服务之一，医院上上下下都认同它的重要性。中国为防止抗生素耐药性细菌的出现，已就抗生素的使用颁布了国家标准，规定所有医院必须遵行，而且国家还对抗生素的使用和滥用进行严密监控。

在我们医院，凡是有多重耐药性细菌以及与导管相关的感染问题，都会立刻处理、记录数据和定期讨论，并采用国家标准作为医院及各部门绩效指标的指引。抗生素的使用更是医院管理层以及各科室每月例会必然讨论的议程之一。举例来说，我是负责血液肿瘤和外周血造血干细胞移植服务（HSCT）的，因此我可以根据所取得有关限定日剂量（defined daily dose，DDD）的数据，评估我们选择和使用的口服或静脉注射抗生素是否适当，以及决定应该持续使用多久。

纯熟的中文打字技巧

我到香港大学深圳医院工作后不久，有一件事令我大为惊讶，那就是周围的同事都能够用标准英语键盘飞快地进行中文打字。我以前从来没有学过打字，而且多年来也没有这个需要，当有工作需要时，大部分时间我都会手写笔记或是用录音机录音，然后交由文员打出来。直到 40 多岁，互联网及电子邮件兴起时，我才开始学习打字，因此我学打字主要出于需要而非兴趣。

一直以来，人们都理所当然地认为采用英文字母及符号的标准键盘就是全球标准，我也曾经好奇地想知道将来会不会有一种中文打字机。据我所知，若要得心应手地使用中文，必须先学会大约 3 000 个常用汉字，还要记得每个字的发音。英文同中文截然不同，每个英文单词都是由 26 个英文字母搭配组合而成的，而且大部分英文字词都可以根据不同字母的组合拼出或猜到它的发音。我在中国内地和香港大学深圳医院看到的键盘跟标准英语键盘一模一样，可是我国内同事的中文打字速度相比西方人的英文打字速度毫不逊色。看到他们可以用标准英语键盘进行中文打字，完全不需要一个特别为中文而设计的键盘，我真的感到万分佩服。

中国人之所以可以轻松使用英语标准键盘进行快速地中文打字，是因为国内所有人上学时都学习以拉丁字母为基础的汉语拼音，这样就可以在标准键盘上输入拼音字母，由专门的中文输入法软件把拼音转化为汉字。例如，假若我想打出"你好吗"，只需输入"ni hao ma"，电子屏幕上便会显示出"你好吗"三个汉字。由于内地人采用拉丁字母拼音，所以他们使用英语标准键盘毫无难度。

随着软件发展一日千里，近年来引进的联想式文本及字词，更提高了中文打字的输出程度，医学领域也从中受惠。举例来说，由于智能软件能够记忆人们经常输入的同一组字词，比如，当输入某个单字"头"时，屏幕上便会自动显示出关联词"头痛"。我在香港大学深圳医院阅读的每一份文件，都是整整齐齐地用汉字打印好的，而且存档也很容易。当然，当只需要写几个字时，也可以使用方便快捷的便利贴。多年前我在英国时，每天的不同时段我的书桌上都有 30 多份信件、便条和各种各类的文件，但今天在中国，我已经很少收到纸质信件，书桌上也不再有便条，因为差不多所有文件都以电子形式发出，这反映出无纸化办公的方便性和有效性。此外，以前我在英国常常接到电话，查询我有没有收到某一封信，很多时候我也不能准确回答，而且往往发现尚未收到该封信。这种现象目前在中国已经十分罕见，相信英国亦在改善中。

随着科技持续不断的发展，现在市面上已经有手写板甚至语音识别软件。不过，我仍然比较喜欢用键盘打字，不希望有一天见到没有人打字，大家都只对着电子设备说话。近年来，书法艺术已经日渐式微，期望打字不会步其后尘，因为打字仍然需要动用我们手指的触感，这也是最接近书写的动作。

医院对服务质与量的评估

香港大学深圳医院各科的高层管理人员每个月都会定期收到各种有用的重要数据，包括医院每个月的工作量统计、由药物引发的事故、患者投诉或赞扬等，其中，所有投诉必须在一星期内处理并做出解释，意外事故则要加以汇报和分析，并纳入各科的持续质量改进计划内。各科还要定期进行患者体验调查，力求改善患者在医院体验的整体质量。

我们的患者可以登录医院一个特定的网站，输入保护私隐的患者个人密码，在线上存取或打印他们的诊断资料和检查报告，这些诊断资料和检查报告都可以实时提供给患者。我发觉这项服务非常有用。例如当我查房时，一些接受了诱导缓解化疗的急性白血病患者，可以躺在床上告诉我他们当天最新的中性粒细胞粒数，以及前一天的肾功能检查结果。我查房的时间是上午 9：30，而抽血化验时间一般是上午 7：00 之前，但当我查房时，验血报告通常已经显示在他们的手机屏幕上。化验团队会赶在上午 8：30 ~ 9：30 预备好所有最新的诊断数据，可见周转时间非常高效。我有一名年轻的患者，她在大约下午 5：00 由我们的诊室直接送到病房，经驻院医生看过后，到下午 7：00 前我已经收到所有相关的化验报告，这样我就可以立刻采取所需的临床措施。

在中国，虽然大部分住院患者都不会随身携带个人计算机，但是他们每个人手上必定有一部智能手机，用来与外界沟通，例如与家人联络、看电视节目或者查看自己的诊断检查结果，并在我查房时将这些结果显示给我看。中国的患者，不论什么年纪，都是随时随地热衷上网的现代网民。随着 5G 手机的发展，我们不难想象，今后医生完全可以通过手机替住院患者、门诊患者甚至身处异地的患者进行有效的诊症。这种被称为远程医疗的诊症方法，目前已在多个国家应用，当然也包括中国。毋庸置疑，远程医疗服务的发展必将日益先进有效。现在一些医院正积极研究并推行这种通过网络串流技术提供的服务模式，力求充分发挥远程医疗的潜力，也为医疗人员提供了更多渠道，从而提高了医疗服务的多元性和灵活性。

中国、美国等国家是推行这类重大转变的理想地点，因为它们不但幅员辽阔，而且城市与偏远乡镇之间的人口密度差距甚大。我印象最深刻的经历是，有一次我去一个非常偏远的乡村，当地人的主要经济活动是农耕，四周的房屋都是用水泥搭建的。就是这样一个地方，我看到那里的人并非像 5 年前或 10 年前那样在看电视，而是坐在户外盯着他们的智能手机，用手机与朋友聊天、看新闻或用微信跟人联系。我相信这种通信科技同样可以快速地应用在医疗卫生领域，特别是在基层医疗及公共卫生方面，例如当流行病暴发时用来向公众通报信息。采用 5G 技术提供医疗咨询势必会实现，假如不好好利用它来改善医疗保健服务，未免错失一个大好机会。

中国与英国处理产假的对比

在中国，产假备受尊重，同时亦得到妥善管理。中国的产假标准是按国务院制定的政策实施。随着中国于 2015 年全面实施二孩政策，女性员工休产假已经成为各单位人力资源部门必须处理的一个重要问题，甚至可以说是一项挑战。

香港大学深圳医院内科是一个大部门，下属 9 个亚专科。由于我们有近 2/3 的医疗人员和超过 90% 的护士是女性，产假可以说是一个令我们头痛的问题。在英国，医护人员出现短缺时通常由临时工补足，医生叫作替班医生，护士则称为替班护士。可是在英国，即使是反应最积极的招聘活动也不能保证替班医生和替班护士的素质，这些临时员工的素质跟医院的期望往往有很大差距。在中国也包括香港大学深圳医院，聘请临时工的做法是不被允许的，我个人也不赞成聘用临时工，因为任何一家医院，要训练临时工达到所需标准以及教导他们熟悉医院制度及其运行都需要不少时间，这还不包括临时工可能给医院带来的风险管理和安全问题。幸运的是，我们医院的员工都以一种理性合作的态度应对因同事产假而造成的人手短缺问题，他们毫不介意分担额外的工作，包括随时待命。当然，医护人员不足有时的确也会带来困难，不过大家都发挥同心协力的团结精神，推动全体同事乐意"多走一公里"，互相帮助。医院对他们的无私奉献亦不会视为理所当然，在必要时会给予适当的报酬，以奖励他们的额外工作，而他们也欣然接受。

首推全天候缺血性脑中风介入治疗服务

香港大学深圳医院内科推出首项可以救人一命的全天候缺血

性脑中风介入治疗服务，我们为此做了很多努力。

- 缺血性脑中风需要全天候服务 -

我于2012年8月至2015年7月出任医院内科的全职部门主管，其后转为兼职合约，继续担任内科下属血液亚专科的主管。

中风属于急症，是指脑部血管的血液循环突然出现状况，导致忽然失去知觉或瘫痪。中风可能是由血管栓塞导致的缺血性脑中风，它损害脑部受影响的细胞，跟心脏病发作一样；也可能是由血管爆裂导致脑出血，这被称作出血性脑中风。这两种脑中风都是致命的严重病症，不过两者之中，以缺血性脑中风较为常见。

在英国，每6个人中便有1人会患中风。英国公共卫生署（Public Health England，PHE）的最新统计数字显示，2016年，有57 000人首次患中风，而且约30%的中风患者会再次发病。在英国，中风是导致死亡和残疾的一个主要原因，每年约有32 000人死于与中风相关的病症。然而，过去15年来，与中风相关的死亡个案下跌了49%，主要原因是缺血性脑中风现在已得到较好预防、快速诊断和及早治疗。年龄为40～74岁的人群，可以通过英国国家医疗服务体系检查各种风险因素，如吸烟、高血压或糖尿病等，及早检查自己是否会有患中风的危险。

一般来说，较年长的人士患中风的比例较高（59%），英国公共卫生署的统计数字也显示，在首次患中风的人士中，中年人

（40～69岁）占比超过1/3（38%）；与10年前相比，现在首次患中风的人有年轻化迹象。中风有三种：缺血性脑中风、出血性脑中风和短暂性脑缺血中风。短暂性脑缺血中风是由细小的血凝块造成的，可于24小时内治愈。在这三种中风中，缺血性脑中风约占80%，若及时得到诊治，是最容易痊愈的。此外，2007—2016年，中风患者中男士的平均年龄由71岁降至68岁，女士则由75岁降至73岁。以上数据主要来自英国，但从这些数据中可以看出，在较年轻的人口中，中风已有上升趋势。虽然我没有中国这方面的相关数据，但是相信可以根据英国的数据推断中国的情况。鉴于深圳的人口不断增加，其中又以年轻人口占大多数，香港大学深圳医院遂认为有必要为中风设立一项综合临床服务。

治疗缺血性脑中风的方法是替病人注射组织型纤溶酶原激活物（tissue-type plasminogen activator，tPA），以溶解血块，将损害程度降至最低。这种疗法在医学上称为溶栓中风治疗。2018年美国心脏学会（American Heart Association，AHA）及美国中风学会（American Stroke Association，ASA）发布的指引指出，患者在出现中风症状最初的4个半小时内接受tPA治疗，疗效较佳。医院最常用的一个疗效指标是"从抵达急诊室到获得专业性治疗时间"（door to needle time，DTN），这个指标是指由病人到达医院急诊室至接受注射tPA的时间。事实上，越早接受tPA，治疗效果越佳。可是tPA注射也有副作用，主要是可能导致颅内或颅外流血，所以在用这药之前必须排除相关的禁忌性，同时也需要迅速诊治和小心处理。中风除了上述药物疗法，也有手术疗法，就是采用一个可回收的支架移除血块，医学上称为血栓清除介入手术。要达到最理想的治疗效果主要看两个因素，一是患者送达急诊室的速度，二是我们的溶栓治疗团队评估患者情况和启动治疗的速度。

在医治中风患者的过程中，除了治疗速度至关重要，还需要提供一星期 7 天、每天 24 小时的全天候服务，仅在局部时间提供服务是于事无补的。当有中风患者抵达医院时，医疗人员（尤其是急诊室人员）必须尽快识别他们的症状，然后由神经科医生迅速做出详细的神经检查，再配合神经外科医生的协助，以及计算机断层扫描、化验室及药剂师等诊断服务的支持，让患者可以在第一时间得到适合的诊治，之后还要接受物理治疗师提供的复康服务。因此，这项全天候服务实质上是一项涵盖多个专科的跨科室服务。

- 香港大学深圳医院诊治中风的数据 -

我跟神经科的同事于 2013 年初开始筹划这项服务，并邀请了各专科的相关人士参与，研究相关的国家标准及数据，力求建立一套达到国际水平的服务。我们不但为有关员工举办全面的训练课程，还为中风患者设计了一套详细的临床流程。此外，我们还进行了风险评估，测试我们是否已经准备就绪，因为注射 tPA 终究有一定的风险，必须制定一个注射前的注意事项列表，其中又以替患者施行治疗的速度最为关键。

这项服务在 12 个月后，即 2014 年 3 月正式启动。我会首次公开披露香港大学深圳医院在这项服务上的诊治结果。

根据医院的内部综合数据库，从 2014 年 3 月到 2019 年 5 月，一共有 132 名缺血性脑中风患者接受我们神经科的治疗。值得注意的是，在这 132 名患者中，有 106 名是在 2016 年 1 月至 2019 年 5 月接受诊治的。这三年间诊治个案出现激增的原因是，我们团队致力于通过媒体推行公民教育计划，并在市政大礼堂举行多场公开讲座，强调辨识中风早期发病征兆以及寻求急诊的重要性。在上述 132 名接受 tPA 注射的患者中，有 21 人同时接受了血栓清除介入手术，这些患者的 DTN 时间中位数是 66.5 分钟。2014 年，DTN 中位数为 115 分钟，到 2018 年已大幅降至 50 分钟，在接受溶栓中风治疗后有症状性颅内出血（symptomatic intra-cerebral haemorrhage，SICH）的比率为 6%（8/132）。这些数字与全球标准及绩效目标完全一致。

经过这几年的努力，香港大学深圳医院已经建立了一套既全面又完善的中风诊治服务体系，我们更被划为深圳市乃至全中国认证的中风诊治中心之一。至于其他专科服务，例如治疗冠心病或疑似心脏病发作的经皮冠状动脉介入手术（PCI），以及治疗急性消化道出血的内窥镜服务等，亦根据国际及国家标准相继设立。

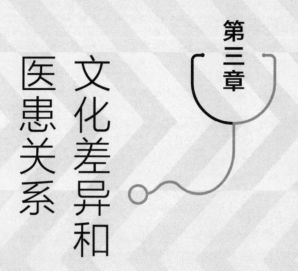

第三章

文化差异和
医患关系

本章剖析国内医疗体系面对的多个问题，如医暴、医闹、投诉，以及过度检查和过度开处方等。香港大学深圳医院应对这些问题的方法包括强调良好的沟通、对医暴零容忍和购买集体责任保险。

我之所见所闻

过去 8 年在香港大学深圳医院工作期间，我从自己的角度看到和经历了不少事情，在这里愿意跟大家分享一下。

这个世界没有一个医疗体系是完美的，所有医院都一样，但是每家医院也都不一样！要建立一个完美的医疗体系既不切实际亦无法实现，只有力求不断改善才是较为实际和可取的目标。要知道达到高标准是可以的，但是要达到最高标准却非常困难，因为最高标准本身实在难以界定。因此，一个比较实际且适当的态度就是确保高标准成为所有规范的准则。

一切医疗体系都有不足之处，比如，有关资助机制的争辩（定价与收费准则，后文有详细论述），文化差异的考虑，人们对医疗服务的需要和期望，以及各种流行病在不同环境下的变异，等等，这些往往都存在落差。就像在日常生活中，我们每个人对想要得到的东西都抱有不同的期望，比如对服装、食物、兴趣等都有不同的要求，而最重要的是我们有一种共同心态，那就是永远希望用最低或最能负担得起的价钱买到最好的东西。一般来说，我们都基本了解每种服务或商品大概的价格，比如验血需要多少钱、新汽车的价格是多少，即使不知道，随时上网查一下便一目了然。但是，很多时候我们未必知道这些东西真正的价值，因为一样东西的价格跟它的价值是两个不同的概念。

当医疗机构向有不同疾病的患者提供医疗服务时，价格跟价值不同的概念尤为突出。举例来说，有些人所患的病十分常见，有些人的病则并不常见，还有些人虽然患的是普通病，但是潜在成因却非常罕见。比方说，一名患有高血压的年轻人被确诊在其肾上腺长了一个很小但没有生命危险的肿瘤，但要确诊这个肿瘤其实是导致患者高血压的原因，不仅需要高超的临床专业能力，还要配合先进精密仪器的检验。此外，一些疾病需要具有高度技术水平的专科医疗团队治疗，例如患上严重肺动脉高压及心脏衰竭的患者，在其他治疗方案不可行时，便需要接受心肺移植手术。在英国，这类复杂手术只能在少数几个城市的医院进行，而这种被称为第四级医疗水平的服务（quarternary services），①主要是医治相对罕见以及治疗过程非常复杂的病例，所以全英国仅有获认可的几家医疗中心可以提供这类服务，目的是将有限的技能和资源

---

① 根据英国的四级医疗服务，第一级基层医疗是指小区基层保健中心提供的服务；二级医疗服务由地区性设有约500张病床的普通科医院提供；三级医院是设有最少1 000张病床的大型教学医院，相当于中国的三甲医院；四级医疗水平服务主要由综合医院提供，这些综合医院部分是教学医院，也有部分不是，正如上文所说，它们负责医治罕见的病症和进行需要高超技能的复杂手术，例如心肺移植等，这类医疗中心的数目在全英国不超过6家。

集中在一起，以确保取得最佳的医疗效果和成本效益。由此可见，任何医疗体系都必须同时考虑普罗大众的需要、流行病学数据以及个人的状况，并从中取得适当的平衡。

- 中国人的求医态度 -

在求医态度方面，中国面对的挑战可能比其他国家更为严峻。在中国，除了有关资助机制的争辩，医疗人员如何应对患者及其家属的传统文化观念也是一个问题。随着人民生活水平的提高以及中产阶层的崛起，患者对医疗服务的期望值也相应提高，这些高期望值又往往深受他们文化观念的影响，有时甚至一个家庭内每名成员的期望值也可能各有不同。我在医院时经常会遇到以下情形：当一名患者被确诊患有急性白血病后，他的父母出于焦虑、关心和保护亲人的心态，往往会央求我立刻施行化疗，但不要告诉患者诊断结果、治疗方案和预后评估，并说他们会替患者签署治疗知情同意书。对我来说，这种做法完全不能接受，因为中国与其他国家一样，患者知情并同意治疗方案是首要和必需的。

除了家属不让患者知道诊断结果，中国还有另一个现象，那就是他们在获悉诊断结果后，四周的亲戚朋友都会纷纷出谋献计，劝他们去别家医院寻求治疗。我当然不反对这种做法，但是我们应当尊重和容许患者自己做出抉择。记得我在香港大学深圳医院工作初期，也遇到过有家属在知道患者确诊患上白血病后，表示希望前往别处求医。起初我感到十分惊讶，甚至觉得奇怪。根据我所熟悉的英国惯例，当要宣布坏消息时，医生一般会跟患者及其家属沟通，如果需要还会邀请一名心理辅导员出席，然后向他们详细解释治疗方案的利与弊，同时给予安慰和鼓励。医生这样做通常都会获得患者和家属的知情同意，并继续接受治疗。在中国，患者转往别处寻求诊断和治疗的做法非常普遍，这在一定程度上反映出他们对当地医院或医生的不信任。所以，当患者确诊患有白血病或其他癌症时，患者及其家属都会选择出院，转往其他大型三甲医院接受治疗。在英国，一名确诊患上白血病的患者，一般都不会要求转介到伦敦或其他大城市的医院接受治疗。

但过去几年，这种情况在香港大学深圳医院已有明显改善，当然主要有赖于我们任劳任怨、尽忠职守的医疗团队所做出的努力，同时亦因为医院推行的一项强调医疗人员与患者及其家属沟通和公开资料的政策，这项政策赢得了大众的信心和信任。我希望随着人们生活水平的不断提高、教育水平的持续上升以及有见识的中产阶层的兴起，医患之间的互信可以进一步加强。事实上，根据在香港大学深圳医院的所见所闻，我深信这方面的改进将会普及全国。

投诉、医闹和医暴

在我来到深圳工作之前，一些关心我的朋友和同事知道我接受香港大学深圳医院的聘任后都劝我三思，怕我会遇到暴力伤医事件。这一问题不但经常在中国见诸报端，在国际新闻以及权威的医学期刊也有论述。我在英国行医多年没有遇到过暴力伤医，我也问过自己，为什么会发生这类事件。对我来说，暴力伤医可以指一个人有预谋或突发地对他人造成身体伤害，受害人主要是医护人员，而施暴者可能是患者，也可能是患者家属，地点则在医院范围内。根据媒体报道，这类暴力伤医事件也偶尔导致医护人员死亡。我刚到深圳工作时，的确也遭遇过一些恐吓性的言语及肢体动粗行为。

对于究竟应该如何处理暴力伤医这个问题，我并没有独特的智慧或深入的见解，只是在这里提出一些自己的看法。我认为发生这类事件主要有几个原因：消费主义心态、医患之间沟通不足、网上信息泛滥和医疗失误。

首先，由于患者都有一种消费者的心态，因此他们对自己认为适当的医疗护理及相关的治疗效果都抱有一定的期望。40多年来，中国在经济上取得了骄人的成绩，特别是在处理脱贫方面，中国由一个人口最多的发展中国家跃升为世界上第二大经济体。但它的成功往往令我们看不清繁荣的真正意义，特别是繁荣与道德之间的关系。人们为了取得经济上的成功，一般的心态是要努力赚钱和提高自己的竞争力，可是这种心态却造成了一个不甚可取的现象，那就是把人与人之间涉及金钱的互动关系都视为一种商业交易。换言之，当我花钱购买一项服务时，这项服务所带来的效果必须要与我所付出的价格相匹配。但是我们不禁要问，我们所追求的这种物有所值的"值"是什么意思呢？是否单单指一个数额呢？是否一定要与服务效果相匹配呢？如果答案为"是"，当效果不尽如人意时，其价值是否就降低了呢？价格较低又是否表示价值也较低呢？当然，物有所值这个概念本身并无不妥，因为它可以推动服务提供者提高服务质量，最终令消费者受益。

可是，医疗护理绝对不是一项商业交易，不能用金钱的数额去衡量一种药物、一个医疗程序或一项治疗服务的价值。使用医疗服务跟购买一件消费品是两个完全不同的概念，购买消费品一般都有最少一年的质保，假若产品有所损坏或出现毛病，供货商会为顾客更换商品或给予退款。但医疗服务是建立在医患双方的互信上，而治疗患者的原理也好像人生一样，是没有绝对保证的。医治患者不可能每次都能获得绝对的成功，也不能保证一定可以达到预期的效果、完全没有副作用。患者及其家属必须明白这些，而这方面的认知正是知情同意书的基础。所有医疗工作都是基于长时间的临床培训，确保医生取得足够的临床经验，可以提供正确的临床意见，以及实施恰当的治疗，而医治方法亦会因不同患者的不同情况而有异。例如，处理一个轻微的高血压个案与一个既严重又反应缓慢的高血压个案，所采用的药物就有所不同；一个生命悬于一线的急症手术跟一个并不威胁生命而且可以预先做好充分准备的手术，所涉及的风险也不一样。因此，医院或医生提供的专业医疗服务尽管是出于良好意愿，但是结果如何是没有人能够绝对保证的。问题是，当患者寻求医疗咨询时，不论是听取医学意见还是接受手术，即使他们享受国家医疗保险的保障，也仍然需要支付一定的费用，而一旦涉及金钱，人们便会视医疗服务为一项商业交易。因此当他们不满意效果时，他们就会将医疗服务看成一件有问题的消费品，要求"更换"或退款。今时今日，每样事物都被人视为商业交易，可是医疗并不是一宗交易，而是医生治疗患者的工作。

其次，一般来说，任何认为治疗效果不理想的患者都会有以下几种不同程度的反应：一是接受治疗不一定有效而且可能会有副作用，也可以寻求另一种疗法；二是猜想治疗成效未达理想是出于人为错误，因此有权索取赔偿；三是最坏的反应，即用暴力行为对待他们认为是罪魁祸首的人，借此发泄怒气或表达失望情绪。

以上三种反应的第二种和第三种势必会发生争执，而发生争执必定会引发医疗投诉或医闹事件。实际上，发生这类事件除了患者方，医生方也可能有责任。因此，除了消费主义心态，即病人视医疗服务为一项金钱交易，以至对不理想治疗效果要求退款，导致医闹或暴力伤医事件的另外一个主要原因是医生对患者缺乏同理心。在这个问题上，医疗人员必须付出更大努力加以改善。事实上，我可以大胆地说，医患关系是造成这类事件的最主要原因，同时也可能是最容易也最经济的解决方法。很多时候，医疗人员并没有竭尽所能向患者及其家属解释清楚，忘记了充分沟通和本着同理心解释问题是我们医疗工作者工作的核心部分。我们服务患者所秉持的专业精神包括同理心、同情心以及临床知识。可惜的是，这些重要素质都是无形的，不能以金钱来衡量，因为医生的服务态度以及跟患者沟通并非可以计费的服务项目。由于与患者适当沟通不是收费项目，医疗人员往往缺乏动力去认真执行，从而忽略了其重要性。此外，内地医生通常按照看了多少位患者、为多少种药物开了处方、做了多少台手术等来计算收入，以至很多时候额外临床工作所带来的奖金可以大大提高他们的收入。

这种多劳多得、多卖多得的原则在其他行业可能十分普遍，但是不适用于医疗服务行业，甚至不应该应用于医疗服务行业。一般来说，医疗服务的对象是患者，他们来求诊时，都会有许多疑问，而且忧虑万分，他们需要也应该得到很好的解释和安慰，可是医生却往往感受不到患者的焦虑，也就是缺乏同理心，因而不懂得如何处理，以致引发投诉或医闹等事件。由此看来，良好的沟通对防止投诉、医闹或暴力伤医等事件非常重要。

在香港大学深圳医院，以患者为本的理念是医院服务宗旨的重中之重，我们最强调的其中一点是医疗人员必须与患者及其家属进行良好沟通、加强解释和给予安慰。很多时候患者投诉是因为他们及其家属对所发生的事情并不完全了解，因而产生焦虑。

将心比心，假如我们是患者，也会有同样的感受。我常常教导我的员工和学生，人们对疾病的反应有时是可以预料的，有时也可能是预料不到的，所以同理心是一个最好的沟通方法，而漠不关心则会引来相反的效果。此外，良好沟通不应该是偶然为之，而是应该每时每刻都要做。特别是在治疗期间，当患者的情况出现变化或药物的剂量需要调校时，医患之间必须有适当的沟通。因此，患者在医院的整段时间内，有效的沟通不可或缺，这是我们医院启用第一天以来便一直恪守，同时也要求我们的员工遵行的服务宗旨。

香港大学深圳医院推行的另外一项主要医疗改革，是实施对医暴零容忍的政策。这是一项既大胆又高瞻远瞩的措施，到今天已经得到全国各地的广泛认同和支持，同时被多家医院采纳。我们医院对医暴零容忍的政策获得了深圳市政府及市公安局的全力支持，我们在医院范围内到处张贴有关这项政策的告示，还经常与媒体分享相关信息。无论患者有什么委屈或不满，我们都不能容忍暴力行为，而且会竭尽全力防止暴力伤医事件的发生。

我个人还观察到，有关医闹、医暴的现象，已经受到国家层面的关注，并已向地方政府下达有关指令，目前执法机关和医院均相继采取行动予以执行。所有犯案人员均会受到相应的处罚，而中国近期推行的社会信用体系亦有助进一步控制类似行为。

再次，造成医闹、医暴还有一个原因就是它们是一种现代社会现象，也可以说是当今互联网时代的副产品，因为人们可以随时随地上网搜索和获取信息（也包括错误信息）。举例来说，我们得了一种疾病需要接受治疗，然后上网进行各种搜索，反复核查这种疾病的哪种治疗方法最恰当。当然，互联网的优点是它为我们提供了机会，从多个渠道实时搜索信息，但问题是网上的信息不受任何监管，因此许多信息可能是道听途说或是夸大其词的。也就是说，互联网提供的信息不一定是真实可靠的，况且这条信息高速公路往往是由广告商资助的，因此网上的很多信息可能是夸张、误导甚至错误的信息。特别是在以博客为主的聊天论坛里，人们发表的意见通常都十分主观，立场偏颇，甚至欠缺理性和具有批判性。假若患者的洞察力不足，当看到这些信息时他们便会形成一个错误观念，认为自己接受了不恰当的治疗，继而质疑和投诉，有些人甚至利用这些信息向医院索要他们所支付的医疗费用。简而言之，患者的投诉或不满有时是合理的，有时也是不合理的。我个人欢迎患者及其家属提出意见，也不抗拒投诉。如果遇到投诉，我通常都会认真地处理，因为投诉让我有机会聆听故事的另一面，进而改善我们的服务。

最后，医疗人员在对患者治疗期间确实会出现失误或是发生意外事故。当医疗人员出错时，最正确及恰当的做法当然是承担责任并做出道歉，同时还要处理赔偿问题。香港大学深圳医院特别成立了一个病人关系科，设于门诊大楼中庭的显眼位置，专门负责处理投诉和不满。该科在收到投诉后，会马上将有关信息录入数据库，再迅速由专门职员展开调查并跟踪进展，同时在由高级医生主持的每周例会上汇报，商讨应该采取的行动、解决方案以及如何向患者解释。我们绝对不会忽视任何一宗投诉，所有相关数据和记录都会全面加以收集、分析和存储，跟患者及其家属的对话也会在得到他们同意的前提下进行录音。一旦证实我们的医疗人员犯了错误，院方会做出正式道歉，同时给予适当赔偿。

购买医院的集体责任保险

香港大学深圳医院还实施了一项重要举措，就是为全体员工购买集体责任保险，这种做法跟英国的皇家责任保险（Crown Indemnity）[①]或香港医院管理局为辖下所有公立医院医护人员购买的责任保险相若。香港大学深圳医院所购买的是保障全医院的责任保险，而非个别员工的责任保险，所以任何经特别法庭或医院委员会与我们法律代表磋商后所裁定的赔偿金额，将由保险公司而非个别医护人员支付予投诉人。在这里必须指出，在中国，这类赔偿绝大部分都是由医院自己而不是由保险公司支付的，犯错的医生或护士往往因此还会受到罚款和处分。

过去几年来，在我们医院与深圳市政府的共同努力下，我们

①　皇家责任保险是指英国皇家，也就是英国政府，为全民提供的一种医疗保险。

在公民教育方面做了不少工作，投诉和医闹事件都已大大减少，暴力伤医事件亦明显下降，这是令人欣慰的。事实上，这种情况不单在我们医院得到了改善，在整个中国也有所改进，看来事情正朝着正确的方向发展。

扼制医疗系统内的红包滥用

　　要认识派红包的习惯，必须先了解中国人这种传统习俗所代表的意义。在中国民间，红色代表福禄、欢乐和热闹，因此任何喜庆活动都会用红色。例如，在传统婚礼上，新娘会穿着红色礼服；在春节时，大部分的装饰均写在红纸上，比如春联，至于春节的舞龙，当然更少不了红色。中国人的红包都由红色封套制成，里面放有各种面额的纸币，一般在喜庆场合或特别的日子，例如生日、婚礼、春节等，由长辈分发给晚辈，作为一种祝福。

　　除了在喜庆场合派红包代表祝福或祝贺，送红包也可以用来表达心意和作为奖赏。我小时候便曾经因为考试及格而收到叔叔给我的红包。中国人送红包的习惯其实跟现代西方人在圣诞节或学生考试及格时赠送苹果或亚马逊礼券一样，不同的是，中国人红包里面的金钱数额没有规定多少，可以让人灵活使用，而礼券则有一定程度的限制。送红包的习俗主要出于良好的祝愿。我太太是英国人，但她也喜欢派红包，不仅在春节，生日、婚礼甚至圣诞节时也会给我们在英国的朋友派红包，朋友们收到也很开心。我太太第一次收到红包是在我们的中式婚礼上，当时她按照中国传统习俗向我妈妈跪下敬茶，我妈妈随即给了她一个寓意祝福的红包，这个传统令她感到十分高兴。

可是，任何优良的传统和习俗都可能会被滥用，特别是当牵涉大量金钱时。以下是我对滥用红包的一些看法。

私相授受的利益输送，是指一名持份者私底下直接或间接向另一名持份者提供利益，这些利益可以是隐晦的（比如升职），可以是秘密的（比如借出车辆或赠送度假酒店住宿），可以是无法追查的（比如邀请出席豪华晚宴），也可以是金钱（在红包内放入大量现金）。由于这些利益是其他持份者所没有的，因此他们在不知不觉的情况下被人置于不利的位置。至于收受利益的持份者，有时是个人，有时是一个集团。

过去，在医疗部门，利益提供者通常以隐秘的手法送红包，目的可能是希望得到一位著名专科医生的特殊优待并给予治疗，也可能是尽快看到一位名医，抑或是指定某位外科医生主刀一台特别手术。还有一种情况就是，一些患者会与医生合谋，由医生在处方中加一些价格高昂的药物，再由患者在黑市转售，牟取暴利。此外，当医疗机构需要采购高价药物或昂贵设备时，负责人员亦可能会将订单给某个有利益输送关系的药厂或供货商。也就是说，这些人利用违法的手段扭曲医疗系统规则，以换取不为人知的个人金钱利益。不过，现在这些情况已经大有改善。

我必须在这里郑重地指出，这种"以不为人知的金钱利益换取优待"的手段并非中国独有，也不是起源于中国，而是一种历史悠久的古老行为，甚至可以追溯至古罗马时代。举例来说，几百年前已经有人组织成立兄弟会或专业协会等，目的是促进同志情谊或提高行业标准。但同时，这些组织也成为攀关系、私相授受、偏袒徇私的渠道，以至剥夺了那些在组织以外的人的利益。在现今的社会，这种手段叫作游说或是建立人脉网络，包括向政治人物捐款以获取政治影响力，或是要求他们做出对捐款人有利的某项决定。虽然这种做法可能是合法的，但很多时候合法和不合法只有一线之隔，而这些说客采用的手段一般十分隐蔽，甚至非常卑劣。即使在西方社会，亦有人会用间接的方法输送经济利益来获取影响力，例如向一个政党或机构捐款等。在英国，新闻媒体偶尔也会报道有人出售贵族爵位，甚至向政治人物的亲属提供非法佣金，以达成某种交易。在一些国家，这种以金钱购买影响力的做法，在选举活动期间尤其猖獗。

以上所讲，并非认同中国医院的红包文化，只是尝试解释赠送贵重礼物以换取某些优待的行为是一种人性，也是一种社会现象。虽然我们看到社会上的确有一些行为普遍被人接受，但这并不表示这些行为是正确的，或者不会被人滥用，尤其是那些背后的动机主要是为了谋取个人私利的。我们作为医疗人员，更不可以接受这些行为。医疗人员必须恪守职业道德，为自己划定不可逾越的界限，特别是要时刻记住我们服务的对象是需要我们帮助的患者，不管有没有红包，他们的待遇都不应该有任何分别。

因此，身为医疗人员和服务提供者，我们必须确保一切行为的公平与公正。近年来，中国政府在处理贪腐问题方面做出了重大努力，并将此定为国家的重点措施。至于香港大学深圳医院，从医院启用第一天起，我们就已经公开声明医院的政策是任何员工都不得收取红包，亦不能私底下接受任何非实报实销的经济利益。院方亦为此推行了一项措施，就是在患者入院时，患者和医生会被要求共同签署一份协议，禁止提供或收受红包，如发生违反协议的行为，相关医护人员将会受到纪律处分，甚至被解雇。我们在最初实施这项措施时就获得了广泛赞扬，这项措施更被视为一项大胆的重点医疗改革。我不知道其他医院是否推行过类似的改革，不过我相信实行这项措施对那些医院来说并不容易，因为要改变习惯，特别是源远流长的习惯，是非常困难的，不过我们必须努力求变。

过度检查和过度开处方

在中国医疗服务中有一个常常被人议论的情况，那就是使用各种各样的诊断方法为患者做检查，从最基本的诊断和筛查工具到最尖端的技术都会用上。例如，未经证实有临床价值的基因检测，费用高昂得一般人难以负担的造影扫描，等等。有些医生有过度开处方的倾向，所开处方中的药物往往是西药加上多种诸如维生素类的保健产品。造成这种现象的因素有多个，我在这里列举三个主要因素。

第一，帮助医生做出正确的诊断。根据现代西方医学，医生为患者诊断疾病时，传统做法是先详细了解患者的病历，随即进行彻底身体检查，然后才辅以相关的诊断检测，例如验血或拍X光片等。可是到了今天，虽然上述两个（了解病历和进行身体检查）主要由医生进行的诊断步骤维持不变，但随着检测仪器的飞速发展，诊断检测跟我年轻时所见到的已截然不同，因此情况也有所改变。举例来说，造影技术日新月异，目前影像已分为诊断影像和介入影像。诊断影像发展一日千里，比如PET-CT（正电子发射计算机断层显像）如果能够加上造影剂，准确性会更高，其重要性在当今处理癌症方面无出其右。介入影像是指整个造影程序可以在X光屏幕显示之下进行操作。介入一是为了取得较准确及安全的诊断结果，例如在某个器官的病变部位进行活体组织切片用作化验；二是为了进行一些拯救生命的程序，例如施行栓塞术（制造凝块阻塞流血的血管）以控制肠胃道流血不止的情况。借助X光显示屏在无菌状态下进行操作的原因是可以提高诊断的精准度和安全度。

此外，验血检查的项目非常多，包括红细胞、白细胞、血浆、细菌、病毒基因，以及一些特定遗传基因突变等，林林总总，因此检验非常复杂，也不容易解释，大部分医生亦难以评估其中的临床意义，而且检验费用往往非常昂贵。因为这些检验极度复杂，所以很多时候都会有一个解释验血结果的报告附在检查报告后面，帮助临床医生了解详情。作为医生，我们总会竭尽所能，力求做出准确诊断，否则便无法制订治疗方案。正因为如此，我们倾向于让患者多做一些检查，尤其是当患者最初的诊断并不明确时，我们更希望其中一些检验可以有助于医生判断病症。这种渔翁撒网式的做法，目的就是要找到一些端倪帮助诊断。

第二，医生借助检查来避免医疗投诉或诉讼。一般来说，患者及其家属很多时候都会质疑甚至挑战我们医生为什么不做某一项检验，他们提出的疑问往往来自网上的信息。今时今日，很多人都是上网高手，都精于从信息高速公路获取信息。当他们搜索到最新的分子检验可以识别高危急性白血病时，他们便会问我们医生有没有为患者做这种检验，可是在医学界这方面的信息并未得到完全证实。很多时候，网上数据的真实性在尚未得到证实之前已经被人滥用，假若这些信息还与某项投诉有关，医生所做的诊断便会受到挑战。因此，替患者做过度检查，主要反映了医生希望避免遭受投诉的心态，而这种心态亦导致医生从成本效益的实证临床医疗转向防御性医疗。

第三，这个原因争议性较大并且广受谈论，即这些额外检查跟临床诊断没有关系或没有必要，但是可以为医院带来更多收入，特别是那些国家医疗保险不包含的检查项目。由于这些额外检查不在国家医疗保险范围内，因此收费多少通常不受规则管理，加上这类检查一般都是由医院外派给私营公司，检查费用往往由服务供应商订定，消费者（患者）没有发言权，也没有选择。至于医生在其中则扮演中介角色，负责提出要求进行这些检查。事实上，医生扮演中介角色并无不妥，因为其职责就是根据临床情况加上各项所需检查来做出正确的诊断。可是，这样做难免给人一个印象，就是医生做得越多，便可以赚取更多收入，帮助医院达到收支平衡的预算。在香港大学深圳医院，我们的医生在建议患者做这些外派检查时，必须先获得患者首肯并签署知情同意书，同时每项检查都要记录在医院的信息技术系统，作为问责和审计之凭证。由于这些检查通常都非常昂贵，假如在没有患者签署知情同意书的情况下进行，患者可以拒绝付款。

过度开处方的现象，也可以用以上原因加以解释。由于医生处方中的药物开得越多，医院的收入也越多，所以很多时候有些医生便会开一些廉价却完全算不上药物的产品。这些收入有助于医院平衡收支。香港大学深圳医院在最初成立时，做的第一件事就是管理药物处方问题，禁止过度开处方。在我们医院的门诊部，内科专科诊室所开处方中的药物，每个患者平均仅三种。我们的这种做法获得了深圳市政府及其他地区的广泛认同。

　　过度开处方还有一个原因可能就是习惯性。我们中国人有一个习惯，就是认为药物必须越多越好，而不是越少越好。假如有人去看医生，看完后，医生告诉他说不需要任何治疗或药物，患者一般都会觉得得到的诊症服务并非物有所值。因为他们认为自己付钱看病，为什么没有得到任何药物？！事实上，人们看病的目的主要是寻求医生的专业意见，而医生的意见可能需要处方药物，也可能不需要处方药物，但是患者往往不接受这个现实。一个最常见的例子就是类似感冒的身体不适，大部分人都知道这类患者只需要休息和喝水，假若有头痛或肌肉酸痛亦可以服用一些温和的止痛药，而这类止痛药无须开处方便可以在药店轻易买到。可是，一些患者仍然选择去看医生取药，有时甚至要求打点滴。再比如，一名身材肥胖但身体健康的中年男子发现有轻微高血压，一般人都知道首要的治疗方法是减肥，但是患者可能不接受这种意见，因为他不想改变自己的生活方式，认为吃药才是比较容易的方法。

　　以上有关过度检查和过度开处方的问题，其实是可以改变的，只不过需要时间以及有关部门推行各种形式的公民教育。值得高兴的是，现在中国各地已有许多推广公共卫生的电视及广播电台节目，强调改变生活方式可以促进健康的重要性。此外，在网上也有大量关于这方面的视频，网民只需点击便可收看。这些视频的制作纯粹是为了推动公共卫生与健康，没有商业宣传的目的，因此一般都非常容易明白。香港大学深圳医院也为广大市民定期举行教育论坛，地点有的在医院内，有的在市内的公共礼堂。

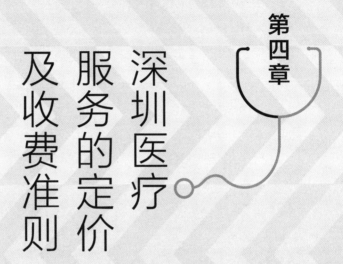

第四章

深圳医疗
服务的定价
及收费准则

本章论述深圳市政府实施的《深圳市社会医疗保险办法》以及医疗服务定价准则。鉴于中央政府有意在全国实施统一的医保计划，以消除目前各个省市地方政府推行不同医疗保险计划的差异，深圳模式可适用于全国各地。

社会医疗保险

深圳市政府对每项医疗服务都规定了固定价格,市内的公立医院只能按这一定价收费。我刚到香港大学深圳医院工作时,管理层就给了我一本《深圳市医疗服务项目价格表》,要我好好参考。这本书的封面是绿色的,我称它为"绿本子"。之后一段时间,这本书就一直放在我书桌的正中央,日夜陪伴着我。到了今天,绿本子经过不断更新,已涵盖9 000多个收费服务项目,供分项计费用。这些收费项目所涵盖的范围非常广泛,由简单的验血到最复杂的手术,从普通的床头监视器到重症监护室的呼吸器等,无所不包。因此,绿本子实际上是一本专为深圳的公立医院编制的规章手册,详列各种医疗检验、程序和手术的价目。举例来说,如果想引入溶栓中风治疗服务,我必须先详细计算其中每个步骤涉及的费用,包括CT、药物以及需要使用的支架等。虽然绿本子的电子版已经上传到医院的官网,供大家阅览参考,但是我仍然对它情有独钟。记得刚到深圳时,我对各项医疗服务的中文术语认识有限,必须常常翻阅绿本子,查看每项服务的收费,从中还可以学习各种中文的医学名称。因此，最初两年，绿本子不仅是我书桌上的即时助手，更是我晚上的阅读必备，没有其他读物可以与它相比！

医院所有的医疗服务项目，都由内部的信息技术系统处理，医生做出任何指示或要求，例如安装床头心脏监视器、采用某种药物或进行验血等，都必须将有关数据输入信息技术系统，作为患者每日临床服务所需要的医嘱。系统会自动将每个收费项目按绿本子所列的价格，把当日的项目收费总数加起来，这个流程就跟在亚马逊网站用购物车购物然后付款一样。

患者所要缴付的医疗服务费用，主要看他们是自费还是参加了深圳市的医保计划。医保计划负责支付涉及医生诊症、处方药物、诊断检验、手术设备等的部分费用，也同时适用于门诊及住院服务。对于严重疾病和慢性疾病，例如癌症、慢性肾衰竭和器官移植术后护理等，不论是住院还是门诊，假若患者已经参加了深圳市医保计划超过三年，就可获得高达 90% 的医疗费用赔偿。至于不受当地社会医保计划保障的短期外来打工者，亦可按他们户口所在地的医保计划，报销医疗费用总额的某个百分比。我常常跟我的各国朋友说，深圳市政府提供的医保计划，是我见过最全面、最先进和最合理的保险制度之一，深圳居民应该积极参保。

可是，由于今天的医疗服务五花八门，即使有内容详尽的绿本子，亦不足以包罗万象。我相信世界上没有任何一家医疗机构可以编制一本穷尽每一个服务项目最新收费的手册。医疗服务项目的收费表必须不断加以审核和更新，就好像一家货品齐全的现代超级市场一样，只是医疗服务更为复杂而已。在超级市场，顾客可以决定买些什么，但对于医疗服务，通常由服务提供者（医生）决定患者需要什么服务，例如有助于断症的验血项目以及其他检查等。医生给予患者的医疗意见很多时候都不能量化，故此尽管每一项服务都有定价，但是收费总数可能会因不同患者而有所不同。

很多时候，绿本子更新出版后不久，便会有新的服务项目需要增补，这是在医学发展进程中不可避免的情况。深圳市卫健委的工作人员每年都会询问医院有什么服务需要补充在收费项目价格表内。香港大学深圳医院向卫健委申请将服务项目加入收费项目价格表的工作，主要由医院财务部负责统筹。他们会收集医院各部门的专业建议并详细计算好费用，然后提交申请。深圳市政府相关部门随后会启动一个十分详细全面的程序，评估患者对该项新服务的需求，并仔细验证其成本效益。政府除了邀请申请人出席多个会议解释申请项目，还成立了由不同成员组成的多个专家小组，仔细审查申请，一旦申请获批准，有关收费项目便会适用于所有医院。

我便经历过申请外周血造血干细胞收集及贮藏（冷冻保存）的项目程序。我们外周血造血干细胞移植服务的这个收费项目申请，经过了差不多一年时间才获得批准。申请获批的好处是，这项服务不单在香港大学深圳医院成为收费项目，同时也适用于其他有意在深圳推行同样服务的医院。假若经过一年之后，有更多医院开展这项服务，政府便会积极考虑将它列入社会医保计划内。也就是说，这项收费服务可以成为一项地方政府医保报销的服务。

我觉得这种申请将服务纳入收费项目价格表的做法非常有用，因为它给予我们开展新服务的机会。这些新服务都是首先经过适当计费，再由专家团队进行全面公正的评估，最后经审批后实施的，其他医院有临床需要时也可以推行这些服务。同样，这种做法亦提供了一个机会，即让医院考虑撤掉一些陈旧过时的医疗服务。这个机制可确保每一项新服务都由临床需要主导，而管理层（特别是财务部）则在计价及支持申请方面扮演着重要角色。

医疗保险和其他商业保险（如房屋、旅游或汽车等）一样，有免责条款。中国的医疗保险跟其他大多数国家一样，有一些医疗服务（例如某些药物）是不受保的，也就是说，需要这些医疗服务的患者必须自费。在这种情况下，院方一般的做法是必须告知患者或其家属某项服务是需要自费的，同时要求他们签署知情同意书。在我所属的血液专科，患者需要接受的一些最新的化疗服务往往非常昂贵，因此院方绝对有必要取得患者同意支付自费服务，以避免将来可能发生的争执或不满。

经验分享（一）

要解释清楚这个收费制度，我可以跟读者分享一些我个人的经验。几年前，我有一位至亲需要接受一次大手术，虽然她是香港人，有权享用香港公立医院的免费医疗服务，但是她选择来香港大学深圳医院做这个手术。由于她不是深圳居民，不受深圳社会医保计划的保障，需要自付一切治疗费用，因此必须签署付费知情同意书，并缴纳押金。在她住院的 14 天期间，我作为她的亲人，每天都会收到一张清单，上面列明所有的检查和医院提供的服务，以及各项费用的合计数目，这张清单让我清清楚楚地知道手术、麻醉、各种药物以及各项检查的实际收费。到她出院时，我们便一次性缴清医疗费用总数减去押金后的余额。值得一提的是，在我至亲住院期间，当押金差不多用完时，院方便会叫我充值，以降低医院承受患者不付款的风险。现在回想起来，我觉得这是一个非常公平、透明的制度，因为我每天都会收到一张清单，清单会列出每个服务项目及其费用，就好像上餐厅吃完饭结账一样，客人可以清楚地知道每一个需要付款的项目。这是一个让消费者知道某件事物的价格以及价值的典型例子。

在我亲人的这个案例中，手术非常成功就是它的价值。此外，患者及其家属可以查核账单，有疑问可以随时提出。这个制度的另一个好处就是让患者不仅明白提供医疗服务所需的资源，还可以知道每个细分项目的价格，甚至每种药物的价格都会被详细列出。在医疗领域，服务提供者及其服务使用者（患者）的成本意识都十分重要，因为这种意识可以让双方都明白医疗服务资源的宝贵之处。

再来看英国，在英国的国家医疗服务体系下，由于政府负责承担所有医疗费用，服务使用者（患者）一般毫无医疗成本意识，可是服务提供者（医生和医院管理层）却对医疗成本非常在意，这就造成两者之间产生严重的分歧。

在一些情况下，有些患者可能负担不起治疗某种严重疾病的费用。这是一个涉及伦理、道德和经济能力的难题，特别是当每家医院都需要平衡每年的收支账目时，便不得不对这个难题做出相应的考虑。很遗憾，这个难题并没有完美的解决方法。香港大学深圳医院的宗旨是以伦理道德和人道主义精神为重，尤其是急诊室服务，我们不得拒收任何患者。我们医院还特别为这种特殊情况设立了一个慈善基金，由高级行政人员按个别案例衡量怎样动用基金。我们的财务部负责保存无能力缴费患者的资料，并不断更新，还与深圳市卫健委工作人员定期开会讨论。

创新打包收费的办法

香港大学深圳医院引进内地的另一个定价机制就是对一些定义明确的医疗程序或手术（例如腹腔镜胆囊切除术）采取打包收费的办法。医院的做法是从多年来收集到的大量患者数据中，提取每个患者支付的医疗费用总额的相关资料，并在财务部的协助下，计算出患者由入院做手术到出院整个过程的平均总费用，然后制定出一个打包收费套餐，取代逐项服务计费。针对这个打包收费模式，我们跟深圳市卫健委进行了多轮磋商，最后取得了他们的认可。目前，我们医院有超过 20 项医疗程序或手术采用打包收费，它们全部都是清楚地列在"国际疾病分类编码"第十版（ICD-10 诊断码）内的项目。这个收费模式自 2015 年起实施至今，患者和政府的反应都非常积极，效果令人鼓舞。虽然这个同时适用于参保患者及自费患者的打包收费方法在最初制定时相当复杂，但实施起来十分方便，也很容易让人明白。我对这个打包收费模式的前景感到非常乐观，相信该模式今后一定会发扬光大，为深圳以至中国其他省市地区的医疗服务收费办法带来革新。

我在香港特区和英国的朋友或同事经常都会问我，中国内地的医疗服务是不是比较便宜。对于这个问题，我有两个看法。首先，在内地，医院员工对服务收费的价格意识十分强，即使是公立医院亦如此，医生对服务价格尤其清楚。当对服务价格不肯定时，他们可以随时随地通过医院的计算机核查收费标准。这是内地医疗制度通常的运作方法，也是运营医院的一个主要动力。这个制度跟英国和香港特区完全不同。英国和香港特区的医生一般对医疗服务成本所知不多，更不用说收费，只有私立医院及其医生会知道每样收费项目的价格。其次，内地的医疗费用的确比较低，我估计可能比英国和香港特区便宜 10%~90%（具体比例视所提供的服务性质而定，例如所开处方的药物或所进行的手术）。我在这里必须指出，虽然中国的医疗费用较低，但并不代表医院服务质量就逊色很多。根据在香港大学深圳医院行医 8 年的经验，我可以肯定，内地三甲医院的临床水平和专业能力跟英国的大型教学医院不相伯仲，而且内地的医生、护士和护理专业人员，如药剂师、化验师、影像师和物理治疗师等，专业水平也十分高。因此，我自己若有需要，也会毫不犹豫地选择到内地接受治疗，同时也会建议亲戚朋友这么做。此外，很多时候，一些在内地其他三甲医院接受治疗的血液科患者向我征询第二意见时，从他们提供给我的诊治文件及临床记录来看，这些医院的医疗水平也同样卓越。

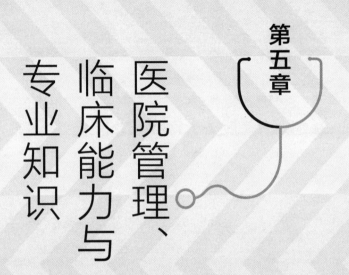

第五章

医院管理、临床能力与专业知识

中国医疗体系实施奖金制度，对医护人员的额外工作、优良表现和专业贡献加以奖励。不过，如何建立一个透明、公开、公平的奖金分配制度，仍是一项具有挑战性的工作。同时，中国医疗人员的临床专业水平，不论在临床能力、服务范围还是在专业知识方面，跟美国、英国及其他欧洲顶尖的医院相比都毫不逊色。

我一向都支持医疗体系实施奖金制度，向尽忠职守、全力以赴的员工发放奖金，从而奖励和认同他们的努力。发放奖金就跟私营企业给员工派发认股期权一样，对于激励员工提高生产力非常有效，只要用得恰当，就可以营造双赢局面，因此许多机构都普遍采用奖金制度。

　　不过深入一点看，我发觉在任何雇佣关系中，奖金都不能取代基本薪酬。薪酬应该按照员工工作技能的价值和性质而定，因此每份工作都应该有适当的薪酬价值。以一个无须经过特别训练的商店售货员为例，他的基本薪酬可能不高，但假若商店的销售额上升，他便可以获得奖金以补偿基本薪酬的不足。不过，这种做法在医疗领域并不可行。首先，医生要经过多年学习才可以取得专业资格；其次，医生的职责是医治患者，我们应该努力工作以换取报酬，所得的基本薪酬应按照社会认为我们应得的水平而定。与其他国家和地区相比，中国内地专业医疗人员的薪酬一般较低，但是所承受的工作压力却很大，原因我已在上几章提到，此处不再赘述。而在许多其他国家和地区，公立医院医生的薪酬一般是按国家和地区标准的薪酬表而定，但中国内地不是，中国内地医生的薪酬可以在受聘时议价。此外，医生最初入职时的薪酬水平偏低，通常每月只有数千元人民币。由于没有既定的标准，所以不同地区、不同医院、不同科室，甚至不同医生的工资都不一样。基于这个原因，每家医院都需要也必须发放各种不同形式的奖金，将员工的薪酬提高至一个合理并具有吸引力的水平，以鼓舞他们的士气。可是，建立一个透明、公开、公平的奖金分配制度却是一项挑战，因为人的本性是每个人都觉得自己比其他同事更努力工作，因此应该获得更多奖金。香港大学深圳医院于 2012 年启用时，率先实行的其中一项措施就是制定一个结构整齐划一的薪酬表，列明各个薪酬等级和条件，至于奖金则仅被视为奖励员工额外工作的回报。

英国的奖励制度遭人诟病

在医疗领域，用奖金来奖励医生还有一个弊端，我尝试用英国一个与奖金制度相近的国家奖励计划来说明。英国的这项国家奖励计划被称为"优越临床成就奖"，该奖分为白金、金、银和铜奖，每年由国家优越临床成就奖咨询委员会（Advisory Committee on Clinical Excellence Award，ACCEA）颁发，颁授对象仅为顾问医生及医科教授，目的是表扬这些临床水平高超的医学专家。不过问题是，获得最高荣誉白金奖的医生，其奖金数额可以高过该名得主的基本年薪。由于这些得主往往是在国家或国际医学界贡献良多的资深医生，他们的薪酬很可能已经达到薪酬表的顶点。换言之，越是在国家委员会或国际机构担任顾问职位且拥有广泛人脉关系的人士，越有机会获得较高级别的奖项。最高荣誉白金奖的奖金数额可以比奖金得主的年薪多一倍，这笔奖金不但可以计算在退休金内，还可以连续颁发 5 年，5 年之后还可以续期。此外，医院内没有其他职位可以享有这个奖励计划，因此这个奖励计划让人们觉得它只优待少数人，因此招致不少批评，特别是较年轻医生和从事其他医疗服务的专业人士，他们对此感到非常不满。在一些人看来，这个奖励计划不合理的逻辑是：忙忙碌碌给患者看病没有用，只有跟国家机构攀上关系才会受重视，而且花时间在医院以外比在医院内可以获得更多回报。

我个人认为，假如服务优异奖侧重于临床工作的出色表现而非强调物质回报，相信大家会更接受，否则角逐这类奖项的人只会被看成怀着错误目的去追求金钱。尽忠职守的资深医生努力做好本职工作是他们的天职，金钱奖励应该是次要的考虑。因此，颁发巨额奖金很可能歪曲了最初激励医生努力工作的原意。

在中国内地的医疗体系中，医院每年都会发放奖金，奖励员工的额外工作、优良表现和专业贡献。依我看来，这个制度所引起的最大争议是，中国内地与世界其他主要经济体不同，医护人员及其他医院员工的基本薪酬偏低，而由于奖金可以大大提高员工的收入，因此在这些员工筹划个人财务收支时，难免会将薪酬和奖金都计算在内。内地大部分公立医院每年都要取得平衡收支，这些医院的收益平均有 85% 来自临床服务，政府提供的资助比香港特区或英国等地都要少。在奖金与工作量挂钩的制度下，当医院员工执行临床任务时，往往形成了一个越多越好、越少越差的心态。在这种情况下，他们只有动力去提高可以带来收益的工作数量，而没有动力去提高不能用金钱衡量的工作质量。

在商业社会，管理层一般会通过分析组织的生产力、效率、收益和增长来衡量奖金制度的可行性。可是在公立医院，鉴于医院必须既要平衡收入与支出，又要向员工发放奖金，因此人们不禁会问：医院致力于增加工作量以提高收入，是否会影响到医院的服务质量、服务安全甚至医生与病人及其家属沟通的时间？具有讽刺意味的是，医生看的病人数目越多，他的收入越多，但是医生向病人解释得越多，他的收入就越少。因此，在这种制度下，医生都会尽量多看些病人，同时回避那些提出复杂医学问题的病人，因为只有这样医生才可以提高看病的效率。这些医生认为工作数量可以带来最大收益，而工作质量却不能，这种态度实在不可取。香港大学深圳医院实施奖金制度，不仅要看医疗人员的工作数量，还包括其他指标，例如应诊准时度、病历记录归档是否妥当、参与认证计划的积极性、审计评核，以及是否有投诉等。换言之，我们尽量把一些有形的工作质量数据当作计算奖金的标准，目的是要在患者安全、医疗质量、医院管治以及员工工作量之间取得平衡。此外，我们发放的奖金主要按级定额，并且设有上限，所以数额不会像英国那个奖励计划一样那么高。

整体来说，我认为中国内地医院的奖金制度具有积极意义，值得鼓励，特别是所有员工都可以从中受益，跟英国只有顾问医生和教授可以受益的制度不同。至于这个制度需要改善的地方，就是必须确保服务质量和患者安全都纳入员工的绩效考评系统，按照考核结果发放奖金。假如这个制度可以恰当、透明且公平地运作，必定有助于激励及鼓舞员工。香港大学深圳医院在这方面做了很多工作，确保奖金制度公平、公开，这些每年发放的奖金，被我们医院同事以一种轻松亲昵的口吻称为"阳光收入"，意思是这些收入是公开的、透明的，清清楚楚，一点也不含糊。我听到"阳光收入"这个词后，也不禁感到十分欣慰。

临床能力与专业知识

很多时候，人们（尤其是患者）都会怀疑替他们看病的医生究竟有没有足够的临床能力。他们会问：这个医生是否有资格？他（她）是否掌握了最新医学信息？他（她）有没有相关的经验？他（她）是否年纪太大（老旧过时）或太小（缺乏经验）？相信不管是在哪里，提出这些问题都是可以理解的。事实上，如果没有这些疑问，那就表示我们不是一个典型的患者。信任医生是一回事，但盲目信任却是另外一回事。虽然我们是医生，可是我们也有犯错的时候，这个世界并非完美，我们作为医生也绝非完美。

那么，我如何回答有关临床能力的这个问题呢？根据在深圳8年的临床工作所见，我可以肯定，内地医疗人员的临床专业水平甚高，特别是大型三甲医院的医生。他们不但掌握最先进的医学知识，同时熟悉最新的国际及国家指引，他们的业务能力，如外科手术或医疗程序技能等，都与世界其他大国不遑多让，包括美国、英国及欧洲各国。中国内地医生取得这些医学技能及经验，主要是因为他们有机会接触大量具有挑战性和临床价值的各种各样的病例。医生在短时间内处理大量病例，可以培养医疗技能和积累广泛经验，从而熟能生巧。我刚到深圳工作时，每次查房完毕后都有一种若有所失的感觉，总是觉得欠缺了英国医院那种可以提供全面医疗服务的氛围，对我们员工的能力水平也不太肯定，感觉他们还需要时间去努力摸索。不过，到了8年后的今天，每次我查房之后都不禁感到骄傲和满足，同事的临床业务能力，他们渴求学习最新医学进展的热忱，以及医院能够提供的全面服务，这些都让我深感欣慰。这个现象并不限于我所属的专科，其他专科也一样，从外科手术技能到医疗程序的专业知识，都达到了非常高的水平。

经验分享（二）

几个月前，我需要接受一项介入性的心导管检查，以评估我的冠状动脉状况。这个检查程序需要用一条很细的导管，准确地插入我手腕的桡动脉，然后将导管引入心脏的冠状动脉，检验经动脉供应血液到心脏的流量是否足够。整个检查程序都是在影像导引及局部麻醉下进行的。我选择在香港大学深圳医院接受这项检查是因为对我来说这样非常方便，假如我在香港玛丽医院做，需要花费很多交通往返的时间。由于我决定以一名自费患者的身份接受这项检查，所以我不能选择由哪一位心脏科医生替我做这个插入导管的程序，不过我对他们的医疗技术十分有信心。

我在做检查的前一天已经签署好所有必需的知情同意书，第二天早上 8：15，我从病房被推到手术室。当我静静地躺在 X 光机下时，一名身穿手术室制服、戴着面罩的年轻女医生走进手术室，跟我打过招呼后便开始检查程序。她不仅非常温柔、冷静，还很善于表达，整个过程中她一直跟我讲解各个步骤，很快便将导管插进我右手的桡动脉，数分钟后，我已经可以在 X 光机屏幕上看见自己动脉的血流入心脏的影像。检查发现结果良好，我的血管跟 6 年前比较并没有收窄的迹象，这让我感到很安心。整个检查过程历时大概 30 分钟，上午 9：55 我已经回到病房了。我想指出的是，在此之前我并不认识这位女医生，我选择在香港大学深圳医院接受心导管检查，完全是因为我对我们医疗团队的技术和能力充满信心。

在我看来，今天中国各大城市（如北京、上海、广州、成都、杭州等）最好的医院，不论在临床能力、服务范围还是在专业知识方面，跟美国、英国及欧洲顶尖的医院相比都毫不逊色。此外，根据流行病学估计，由于中国拥有庞大的人口，西方国家每年只有几宗罕见病例，中国的病例数目可能是它们的三四倍，而医疗人员处理的病例越多，越熟能生巧，这种熟练和经验的叠加自然累积成为丰富的专业知识。

中国医疗人员临床能力水平高超的另一个原因，可能是患者很多时候都延迟求诊，以致等到寻求医治时潜在疾病已经到了晚期，而他们往往又不遵照医嘱定时服药。我曾经给一名患有高血压的年轻患者看病，他在接受完治疗后觉得好些了，便决定停止服药，而且还不复诊，到后来发现患上肾衰竭时才再来求医。还有一些白血病患者在接受化疗后，看到病情得到了控制，便自行停止接受进一步治疗，不但不去医院复诊，电话也联系不到，到最后白血病复发时才返回医院。在内地，不复诊的情况十分普遍，即使是症状非常明显的患者也是这样。由于中国内地长期以来都有许多养成这种习惯的患者，以至医生有大量机会积累丰富的临床经验，来诊治初期、中期甚至晚期的病患，以及其中所引起的并发症。可是，这毕竟是一个令人感到遗憾的现象。假如医疗人员在医治晚期疾病并发症方面取得卓越专业知识的主要原因，是患者不遵医嘱，那么医疗领域就必须采取行动，共同努力协助患者改变这个不良习惯。

在我开展血液科住院服务的最初几年，虽然我们护士的水平普遍较高，却也会遇到一些困难，主要原因是护理血液专科患者的护士不但需要处理毒性高而且副作用大的化疗过程，还要负责多种血液制品和抗生素的使用，以及留置静脉装置的管理，更重要的是，他们必须照顾患者及其家属焦虑的情绪。因此，当时我们血液科护士的流失率颇高。不过，目前情况已经大有改善，因为起初缺乏经验的护士现在已经拥有丰富的经验，院方亦会定期举办护士培训班，护士都踊跃参与，出勤率均以电子形式记录在案。比如，2020 年初在新冠疫情暴发期间，我们的护士都准备充足且训练有素，对于如何使用防护衣物及装置也非常纯熟，令我非常放心，而且令人鼓舞。

中国的护士训练跟西方国家不尽相同，中国护士主要执行医嘱，而在负责其他专业临床操作方面较为有限。我本人十分希望他们在专业临床操作方面能够得到改进，因为在任何一家医院，专业护士都是数目最多的前线人员，他们的作用至为关键。我们可以跟西方国家的惯例看齐，培训高级护士，授权他们执行多种其他入侵性的医疗程序，比如内窥镜、骨髓活检、肝脏活检、颈动脉支管插入术等，甚至可以对某些特准药物开处方，例如不含吗啡的普通止痛药，这些做法在西方非常普遍。假若医院培训护士执行这些专业临床任务，患者必定受益匪浅，因为他们可以在较短时间内得到由护士提供的专业服务，而不需要完全依靠医生。举例来说，在香港大学深圳医院的骨髓移植中心，我们现在有一名拥有护士资格的骨髓移植统筹员，她在我们提供的移植服务中扮演着重要角色。她不单是一名辅导员、医生、护士和教练，更是负责操作血细胞分离机的重要人员。

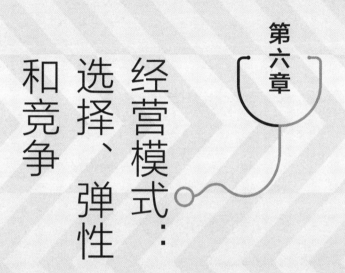

第六章

经营模式：
选择、弹性
和竞争

中国的公立及民营医院都采用市场经济模式，以"资源跟着患者走"的理念为民众提供医疗服务，其中有许多优点，但也有缺点。英国则实行国家医疗服务体系，定点免费为全民提供毕生所需的医疗服务。本章对中国与英国的医疗服务体系进行了比较。

资源跟着患者走

中国自 20 世纪 90 年代初推行社会主义市场经济以来，向人民提供的医疗服务采取的模式就是公立和私立医院主要以"资源跟着患者走"的理念运营。这个理念的主要目的是让患者可以选择在哪里寻求医疗服务，不论是去小区的基层医疗机构还是找医院的专科医生都可以。相比之下，在实行国家医疗服务体系超过70 年的英国，患者一般只可以到居住区内指定的基层医疗机构，也就是说必须先找全科医生；当需要看专科医生时，必须由负责把关的全科医生转介。换言之，患者往往需要遵照全科医生的意见，到指定的医院去看指定的专科医生。从社会服务及经济角度来看，英国模式就是消费者没有选择，即在英国国家医疗服务体系下，患者没有任何选择。因此，英国是否应该采用"资源跟着患者走"这个理念，数十年来一直备受争议。提倡"资源跟着患者走"这种理念的人辩称，限制患者的选择和弹性与自由市场的现代经济理论相违背，因为通过选择和竞争，市场最清楚知道如何调配资源以满足不断上升的消费者需求。他们还指出，这个基本原则可以也应该适用于医疗服务。

- 在英国备受争议 -

可是，过去几十年来，英国政府每次尝试在医疗服务领域推行这种市场经济模式时都无功而还，部分原因是英国国家医疗服务体系提供的服务是由政府税收资助的，因此深受选民爱戴，选民将其视为一个既公平又崇高的理念，并且认为这个体系是由人民通过纳税而拥有的。英国于 70 年前所建立的这个国家医疗服务体系的宗旨是：在特定地点免费为人民提供由出生到去世所需的医疗服务，即使医疗服务成本一直不停飙升，这个制度仍然深受所有人欢迎。换言之，所有英国国民，不论贫富，从呱呱坠地到入土为安都一直可以享用这一免费的医疗服务，而这也恰恰是反对"资源跟着患者走"的人提出的理由。不过，随着医疗技术的迅猛发展导致医疗成本激增，加上人口不断老龄化，英国已有 70 年历史的医疗服务体系正面临着巨大的经济压力，因为使用公帑资助这项耗费大量资源的服务，就会无可避免地削减其他公共服务的开支。此外，主张自由市场的人认为，英国国家医疗服务体系实际上是垄断市场，在一个实行市场经济的资本主义社会，垄断无疑压抑了促进经济增长的生产力和竞争力。因此，市场经济支持者的观点是，英国的医疗服务体系实在是一个过时的体系，也就是说，这一医疗服务体系的经费由国家支配，与资本主义国家的经济体系背道而驰。

在英国，医疗服务经费一般直接拨给服务提供者，例如医院、救护车服务、小区健康中心和基层医疗医生（全科医生）等，虽然在某些情况下患者需要支付部分住院或处方药物的费用，但是经济条件较差的患者往往可获豁免。批评这个体系的人士指出，该体系的主要弊病是会形成一个由各类服务提供者组成的同业联盟，它垄断了医疗服务的运营，而这个同业联盟当然会极力抗拒任何可能威胁其现状的改变，而在体系内的医疗人员在没有竞争的环境下亦缺乏动力提高生产力。在这个环境下，患者对于去哪里求诊、看哪个医生一般都没有选择，也没有话语权。换言之，患者选择和同业竞争会备受阻碍，从而导致医疗服务停滞不前而且浪费资源，只有服务提供者有权决定该做什么、不该做什么，服务的使用者并没有发言权。批评人士又指出，面对医疗成本不断且急剧地上升，政府应该推行市场改革以控制成本，同时引入竞争来提高生产力，这种说法也不无道理。

- 在中国行之有效 -

在中国，"资源跟着患者走"这个理念可以说是发挥得淋漓尽致。我之前在英国工作多年，早已习惯了英国的体系，所以最初来到中国时，对这一理念有点陌生，不过很快我便体会到它的优点。

首先，在中国，病人通常被视为享用服务的"顾客"，虽然他们因为患病而成为患者，但身份仍然跟那些上餐馆吃晚饭的顾客无异。服务提供者（也就是医院）都知道这些患者完全有选择权，而他们选择去哪一家医院寻求医疗服务往往视该医院的名气（北京及上海的医院一般都名列前茅，至于其他各地也有当地知名的医院）和信誉，以及在该医院预约医生是否容易。很多时候患者在做决定前都会先咨询亲友的意见，同时亦会上网查询。正如我之前所述，大量精于上网的网民都习惯于从网上获取资料。那些享有国家医疗保险的人，例如在深圳等主要一线城市工作及居住的人们，可以选择去哪家医院就诊以及看哪个医生，并实时缴付医疗费用，之后再向当地政府报销其中大部分费用，就像保险理赔一样。这种运作充分体现了"资源跟着患者走"的理念，患者及其家属可以决定去哪里看病，无须任何医生转介。国内的网民大多数都知道应该选择哪一个专科，例如咳嗽发热便会找呼吸科医生。至于那些不肯定应该看哪个专科的人，可以选择到香港大学深圳医院每星期开诊 6 天的全科诊所看病。

中国患者这种求诊的弹性及选择的自由，与英国的情况大相径庭。在英国，患者求取专科医生意见必须先经负责把关的全科医生转介，不得在没有全科医生转介和没有预约的情况下直接去医院看专科医生，除非患者愿意以私家病人的身份自己支付费用看医生，不过这种做法在英国医院并非一项主流服务（英国医院的私家病人所占比重不足 10%，而且大部分都在伦敦）。此外，即使患者有全科医生转介，但是所求诊的医院必须按他所处地理位置而不是按医院的名气而定。举例来说，假如一名在利物浦的患者要求全科医生转介他到曼彻斯特看专科，全科医生是不会答应的，除非利物浦当地没有该患者所需要的专科。相比之下，中国没有把关制度，所谓转介可以包括转介患者去找自己想看的专科医生，这个模式的优点是患者可以完全按照自己的意愿行事，在决定何时前往、何处求诊方面有很大弹性。即使患者由于个人原因未能在预约的时间去看医生，也可以在数天内重新预约就诊，不像英国的患者一般要等数星期甚至数月。由此可见，中国的患者不但可以选择而且享有弹性，既方便又高效，是"资源跟着患者走"的最佳例证。在英国，患者需要长时间等候看专科医生是一个存在已久的问题，但是在中国却没有这个问题。

-"资源跟着患者走"理念的缺点 -

不过，这个模式也有它的缺点，同时亦受到不少批评。由于患者可以自由选择医生和医院，很多时候他们会滥用这种弹性，甚至造成"逛医院"的奇怪现象，即患者往往看完一家医院的医生，又会去另一家医院看第二个医生，然后再去看第三甚至第四个医生，收集不同医生的专业意见。这种现象也许反映了患者对医生缺乏信心或信任，其中的原因亦可能非常复杂，但毫无疑问，这种做法的确浪费了不少宝贵资源。尤其是在诊断方面，因为很多时候患者会要求不断重复做同一项检查，但这样做没有额外的临床价值。中国的患者主要根据自己的个人意愿、医院的名气和亲戚朋友的推荐来选择何时前往哪家医院求诊，而非按照一名拥有专业知识且立场不偏不倚的全科医生的建议做出决定。

中国与美国一样，每年都会根据各家医院的专业知识和能力编制排行榜，公布全国十大医院排名。我不清楚这些排名的标准究竟是什么，但是我相信对患者来说，排名的机制并不重要，最重要的是医院在排行榜上的位置。

另一个备受争议的问题，就是这种"资源跟着患者走"的理念导致医院与医院之间互相竞争。医院诊治的患者越多，手术做得越多，处方药物开得越多，医生建议病人做的诊断检查越多，医院便可赚取更多收入，不但可以财务稳健，而且还有利可图。在大多数人心目中，一家又忙碌又赚钱的医院，必定是一家好医院，否则它怎么会如此成功呢？基于这个原因，医院必须在患者数量、手术量以及服务范围等各方面进行竞争。其实竞争本身并没有什么不妥，事实上经济学家也一直指出竞争是促进经济繁荣和增长的动力，因为每一个市场参与者都会竭尽所能提高生产力以求更上一层楼。在中国的医疗领域，医院均不断努力寻求卓越的临床表现，致力于在全国建立良好的声誉，争取更多患者以及更靠前的医院排名，没有人愿意成为输家或排在榜尾，人人都希望成功和出类拔萃。

但问题是，我们该如何界定医疗行业的竞争？我们如何确保医院与医院之间的竞争是良性且有建设性的呢？在竞争中又该如何保证医院的诚信和良好管治呢？因为诚信、安全和管治是每家优良医院日常运作的金科玉律，可是医院是否会因为竞争而在这些原则上做出妥协呢？同时，医院员工都要谋生，他们也需要奖金来弥补偏低的基本工资，因此他们都希望所工作的医院不单具有竞争力，而且能够在竞争中脱颖而出，因为成功可以带来更多的收益。由于中国不像英国医疗体制那样有全科医生以专业第三方的身份把关，因此中国的医院在争取患者方面竞争激烈。医疗界对于竞争这个核心问题并没有清晰的答案，即使有，也只能由政治家和卫生经济学家提供一些见解。一家赚钱的医院未必是一家好医院，但一家好医院长远来说一定会赚钱。

　　我个人对这个复杂议题的看法是：经过在中国一家大型医院服务 8 年所积累的经验，我可以大胆地说，中国的医院竞争基本上是正面和有建设性的，因为竞争可以激励医院不断改善临床服务，最终受益的是患者而不是医生。如果患者在一家医院需要等候两个星期才可以做一个没有生命危险而且可以预先做好充分准备的手术，但在另一家医院做同一个手术却只需等候一个星期，受益的当然是患者。在中国工作的 8 年时间，我深深体会到"资源跟着患者走"是一个最可取的模式，因为它把患者放在医疗服务最中心和最优先的位置，而医院之间的良性竞争又可以提高服务质量和工作效率。

全国医院排行榜

医院可以在多个范畴进行竞争和提高声誉，第一个当然是全国排名。可是，要争取挤进排行榜的前列需要多年，因为良好的声誉必须建立在长期不间断的卓越的医疗服务、研究和文献发表上，这些都需要经年累月的筹划和发展，而且还要有优良的团队合作。医院的排行榜同大学的排行榜一样，每年都是同一批凭借长期卓越服务取胜的医院高居前列，我从来没有见过一家历史短暂的医院跻身 50 强。事实上，所有医院都应该提供优良、安全的医疗服务。当 8 年前初到香港大学深圳医院工作时，我很多时候都会遇到一些确诊患上血癌的患者要求出院（不是转介或转院），他们要去广州或北京一家在医院排行榜中名列前茅的医院接受治疗。我当时刚到深圳，在当地并未建立起任何声誉，故此患有危疾（如血癌）的患者对于一家全新医院能否医治这类复杂病症存有怀疑，我可以理解。不过最近几年，要求出院的情形已经大为减少。我想指出的一点是，临床声誉不是一朝一夕建立起来的，假如希望在短期内建立临床专科声誉实际上是错误和危险的。

除了排行榜、研究或发表论文，医院还可以通过其他方法进行竞争赢取声誉。例如：率先推出先进创新的医疗技术或程序以吸引更多患者；与其他大型顶级医院共同参与一项重大的多中心临床试验；鼓励资深专科医生担任一些国家级的重要职位，例如出任国家级或省级医学专业学会的主要委员；等等。这些都是提高医院声誉和名望的常见途径。聘用大量享誉全国的顾问医生和教授的医院，自然可以吸引患者来寻求医治。

我相信中国的排行榜制度主要是仿效美国的做法。美国的患者一般通过私人医疗保险或自费支付医疗费用，因此美国患者往往会选择到顶尖医院求医，情况就跟使用公司账户与客户到顶级餐馆用餐一样。英国则不设排行榜，因为英国的医疗服务体系由纳税人的税款资助，患者亦没有选择的权利，所以医院排名没有实质意义。

公共关系在医院的角色

我认为中国还有一个独有的竞争手段，就是利用一些普通人都容易理解的数据向公众宣传推广，以提高医院的受欢迎程度，其中一个指标是医院门诊部每月或每年的求诊人数。一般来说，医疗护理策划经理为医院筹划发展时，最常审视的一个重要数据就是医院每年的门诊患者数量，这一数量不但能够帮助他们预测医院的财务状况，同时还可以用作评定医院在同业竞争中的地位。门诊患者数量高企除了代表患者需求度高，还反映了医院的受欢迎程度。如果一家餐馆常常客满，肯定表示它的菜品质量优良，医院也不例外。

每家医院都设有公共关系科，医院可以通过这个部门的工作提高竞争力和声誉。为了提高竞争力和声誉，公共关系科不仅会跟各种媒体平台（如报纸、电台、电视台和社交媒体等）保持紧密合作关系，向它们发布及通传有关医院的最新服务和成就，还会在征得患者的同意下，与公众分享在医院发生的感人故事。其中在这里特别值得一提的一个公关手段，就是一些医院（包括香港大学深圳医院）经常举办免费全民教育活动，推广公共卫生，邀请公众自愿参加。这种活动一般被安排在黄昏或周末于人民会堂或图书馆举行，由我们的医疗人员及护士团队义务向公众讲解有关公共卫生与健康的知识，会上还设有公开问答环节。我觉得用自己的专业知识免费帮助他人，是一种十分值得称许的行为。我自己也定期参与这些活动，当我看到我们的讲座受到民众的热烈欢迎，便感到非常欣慰。在香港大学深圳医院，每个专科都会定期在门诊大楼中庭举办患者论坛，内容包括教育性讲座、患者分享个人故事，以及派发小纪念品等。数年前，当香港大学深圳医院获得ACHS认证时，其中一项取得ACHS高度评价的优良表现，就是医院在全民教育活动方面所做的努力。

在这里值得指出的是，为了让患者有更多的治疗选择，香港大学深圳医院特别设立了一个称为国际医疗中心的特级病房，专为希望能够选择某一名顾问医生或教授的私家患者提供服务。国际医疗中心的住院及门诊服务都是收费的，接受私人付费或商业医疗保险计划，但不接受政府或国家的医疗保险计划。这项特级服务的目的是为愿意多付一点钱看指定顾问医生或教授的患者提供一个选择，同时亦可为医院赚取额外收入。不过这些额外收入并不会付给个别医生以增加他的个人收入，而是算作医院收益，其中部分会按比例分配给各个专科诊室。国际医疗中心为私家患者提供的临床服务，跟医院为非私家患者提供的服务没有太大的不同，唯一的不同可能就是病房环境比较舒适，因为特级病房设于另外一幢楼，内设单人病房及套房。一个形容特级病房最贴切的比喻就是好像搭乘波音 747 飞机由北京飞往伦敦，不论商务舱或经济舱的乘客都可以安全抵达目的地，只是商务舱的乘客要多付一点钱享受较舒适的环境和服务，至于机舱服务员的薪酬也是没有分别的。同样，在医疗服务领域，富有的患者与普通患者所得到的服务是绝对没有差别的，反之亦然。

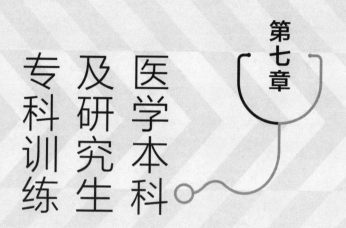

第七章

医学本科及研究生专科训练

近年来，中国医疗专业的临床能力节节攀升，主要有赖于医学本科及研究生训练课程和教学方法日趋先进和多元化，可是研究生的训练课程结构和晋升途径仍有待改善。在这个方面，我们可参考英国采用的双轨制。本章旨在说明为何近年来中国医疗专业的临床能力水平可以更上一层楼。

中国 1978 年开始实行改革开放，教育是其中一个重点改革范畴，因此到了今天，全中国的医学本科教育在实施标准化方面取得了不少实质性进展。多年前，国内不同大学和不同地区的医学本科教育存在巨大差异，即使是接受教育的年数以及实习期的长短也各有差异。不过今时今日，医学本科的教育模式、课程内容、教学要求以及考试形式等已经比以前统一，课程结构也要严谨得多。举例来说，现在医学课程内容不但与时俱进，而且教学方法渐趋多元化，包括采用多媒体、小组讨论和自发学习等各种最新教学模式，同时老师及学生也都需要定期接受评估。我认为这些都是他们临床能力水平得以提高的原因。

对临床能力、研究和发表论文的要求

目前看，研究生训练课程的结构仍有待改善。每个医科毕业生毕业后所走的事业路线基本上没有太大分别：首先，是实习；其次，被派到不同专科按轮流制度做驻院医生，积累各种专科的临床经验；再次，接受自己选择的专科训练；最后，参加全国的高级医生考试，只要考试通过，理论上便可以通过公开竞争申请一个较高级的医生职位（相当于英国的顾问医生职位）。但实际上，情况往往并非如此。在英国和香港特区，任何一个特定专科的研究生培训课程都有严谨的结构，但是在中国内地，本科毕业生却得不到任何正式的专业指导或意见，这就使他们无法评估应该选择从事学术研究还是临床工作。结果，这些本科毕业生往往被鼓励攻读硕士或博士学位，与此同时还要继续做驻院医生，担任繁重的临床工作。这样的安排，在过去对医生的工作要求并不太严格时问题不大，可是今时今日，随着医疗工作日益注重专科化、亚专科化，这种既要做受薪临床工作又要做无薪或低薪研究工作的安排，年轻医生恐怕未必能够适应，我们也不应该期望他们可以同时兼顾这两方面的工作。

在医疗专业，一些年轻医生可能对研究和学术工作确实感兴趣，而另外一些医生则擅长临床工作。对于从事医学研究的医生来说，他们必须得到适当的指导，而且要专心致志地做研究，不受日常临床工作的干扰。至于选择既做研究（特别是发表学术论文）又做临床工作的医生，由于他们必须按照医院的要求花大量时间在病房的临床工作上，因此他们从事研究的时间往往得不到保障，只有非常有限的时间可以被用于有意义的研究或临床学习，以至他们必须利用自己的私人时间来做研究，长远来说这种做法是很难维持的。另外，很多时候一些研究生决定攻读硕士或博士学位的目的也可能不大正确，他们主要是希望通过发表论文争取晋升机会，而不是为了增进专业知识。

中国内地医生重视研究和发表论文，是因为大部分大型医院都强调以发表论文和取得硕士或博士等较高学位作为晋升的准则。换言之，假如一名医生希望在事业方面更上一层楼，他不但需要有良好的医学专科实力，还要从事研究工作和发表医学论文，才可以有机会达到事业顶峰。可是，并不是每个人都兼备这三方面的才能，以至那些在这三方面有所不足的医生，往往会感到沮丧和不满。我在深圳服务多年，看到一些临床工作水平极高的医生，由于没有发表过医学论文而晋升受阻。我认为，假如在英国，以他们的能力，肯定可以晋升为顾问医生。因此在我看来，中国内地的晋升制度似乎过于严格。内地的医院一般都爱宣传自己有多少名医学博士和博士生导师，但我认为一家好的医院应该努力招揽各色各样的优秀医疗人才，包括没有医学博士学位的医生、拥有医学博士学位的医生，以及主要从事研究或临床试验发表文章的论文导师。医院必须在服务公众和追求卓越学术成就这两方面都拥有足够的能力，因为出色的学术成就并不等同于出色的临床成就，反之亦然。此外，一个太严格的制度可能会诱使医生在发表学术论文时做出一些欺骗甚至抄袭的行为，同时还会给医生带来过度压力，甚至误导他们追求错误的目标。

英国采用双轨制研究生培训计划

英国多年前也遇到过同样的问题，政府的解决方法是推出一个全新的、结构严谨的双轨制研究生培训计划，为从事学术研究的医生提供特定的学术晋升途径，同时也为从事临床工作的医生提供临床晋升途径。跟过去比较，这个双轨制培训计划将整体等候升级的时间缩短了 2~3 年，医院管理层还可以从中及早挖掘青年才俊，让年纪较轻的医生有机会提早晋升为顾问医生或教授。此外，英国现在还有一个共识，对一名医生来说，达到顾问职级只是其事业的开端，之后他还需要接受相关的专业评估和进修。在英国，负责签发医生执照的英国医学总会（The UK General Medical Council, GMC）推出了一项"重新认证"的规定，规定所有顾问医生每五年必须要办理重新认证一次。我本人当时在英国是第一批办理重新认证的顾问医生，个中的程序十分全面和详细，审视重点包括对自己医疗工作的描述和反思、与同事之间的互动，以及在追求个人持续进修方面所做出的努力。除此之外，发表论文虽有一定的优势，但非必要条件。英国医学总会制定这项规定的目的是维护顾问医生的执业水平，同时确保他们持续接受医学教育和专业进修。

基层医疗的重要性

在中国内地，基层医疗是医学本科及研究生教育计划中一个急切需要发展的重要领域。中国幅员辽阔，人口众多，除汉族，还有许多少数民族。他们聚居的地域都有自己的文化、习俗和气候，他们的生活方式及患上的疾病也因不同地区而异。医疗部门要发展良好的基层医疗，必须先清楚了解这些情况，才能够制定出针对当地需要的医疗服务。此外，现在很多疾病都是由生活方式引起的，这些通称为现代社会病的疾病，包括高血压、糖尿病、冠心病、肾衰竭等，虽然十分普遍，但一般只需接受一些比较简单直接的方法便可得到医治，而且只要进行便宜有效的筛查便不难在发病初期被诊断出来。假若这些常见的慢性疾病及早得到治疗，便可以预防日后出现并发症。由于这些疾病非常普及，所以最合乎成本效益的处理方法是由基层医疗部门为患者提供诊治服务，这样可以缓解医院紧张的医疗资源，让医院主力提供医治复杂病症的服务。因此，设立这类基层医疗中心，由训练有素的医生主诊，是最具成本效益的做法，而且可以减少一些昂贵的检查。

中国于 20 世纪 60 年代兴起了"赤脚医生"的概念，到了今天，这些赤脚医生已经可以由受过正规专业训练的基层医生取代，负责为老百姓诊治一般的病症，患者也无须前往主要城市的大型医院求诊。

对于赤脚医生这个概念我想做进一步阐述。20 世纪 60 年代，中国还很贫穷，人民深受营养不良、卫生条件恶劣之苦，在农村地区情况尤其严重。为了解决这个刻不容缓的问题，毛主席遂委派赤脚医生前往偏远乡郊，由他们给老百姓分发维生素，使用杀菌消毒药物帮助农民处理一般创伤，同时给农民传播有关基本卫生的常识等。这些赤脚医生并没有受过西方国家意识中的正规训练，他们只是一些经过简单短暂培训的医护人员，主要任务是服务人民，满足当时国家的需要。我认为发展赤脚医生这个倡议，是因为当时老百姓严重营养不良，缺乏维生素，急切需要最基本的个人卫生和医疗服务，而赤脚医生恰恰可以迎合当时社会的需要。

目前中央政府已经清楚地认识到并认同基层医疗的重要性，不但制定了相关政策将全科列为特定专科，同时亦设计了结构严谨的全科培训计划，相信这项措施会大受欢迎。事实上，香港大学深圳医院于 2012 年启用时，是全国第一家设立全科部门的医院，该科主要由香港大学医学院全科学术部主导和运营。多年来，香港大学深圳医院的全科部门一直吸引着不少专家及卫健委官员前来参观，而且在广东省卫健委高级官员与院方进行多轮商讨后，我们的全科部门更成为深圳市第一个获得官方认证的医疗部门，同时获得了广东省政府颁发的许可证，成为一所全科培训中心。任何刚获取执业资格又希望专攻全科的医生，都会被分派到香港大学深圳医院接受为期三年的培训，参加由我们医院全科部门设计的最新核心课程，完成课程后更可获得证书。过去几年来，我教过不少这些医生学生，他们都充满了学习热忱。对于他们日后可以为中国先进的基层医疗系统做出贡献，我是非常有信心的。

医疗网站的兴起

我在前文指出，中国内地各大医院的临床水平都很高，那么它们究竟如何能够维持如此高的水平呢？除了参加各种行之有效的活动，例如，参加医学专业会议，从医学期刊及课本获取最新医学发展和治疗方法的知识，以及举行小组讨论和病例汇报，还有什么方法可以增进学习和信息共享呢？

与美国的 Medscape 医学网站和英国的 Doctors.net 医学网站一样，中国也有一个叫作丁香园（DXY）的线上医疗机构，它是中国医疗领域主要的联络点和数字服务供应商。丁香园于 2000 年建立，到今天已经成为国内所有专科医生的首要网上论坛，它提供一系列服务，比如提供专业信息、电子教育，以及联系医生、研究员和药剂师等。该网站有 550 万名注册生命科学会员，其中包括 200 万名医生，为专业人士、普罗大众、学术机构和商业机构（如药商）等提供相关信息。我的医生同事经常提起这个网站，并且建议我也加入成为会员，我于 2018 年加入丁香园后，果然发现它的服务范围和资料内容非常广泛丰富，从此我便多了一个学习渠道，即使身在英国也可以随时上网存取数据。

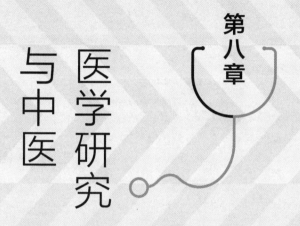

第八章

医学研究与中医

近年来，中国在西方医学研究（如生物科学）方面取得了重大进展，而过去几十年，中医在治疗方面也成就卓越，他们采用传统中医的经验和方法，研发出治疗多种疾病的最新方法。我认为，中西医不应互相排斥，应该加以结合，扩大彼此的临床应用范围，造福人类。本章主要概述西医和中医论证基础的不同、西医在中国的发展，以及传统中医在现代医学中的角色。

西方医学的研究方法及其科学论证主要基于生理学、生物化学、解剖学、药理学等理论，并在理论假设之下，再寻求实际数据、科学研究结果和统计数字的验证和支持，力求进步。而中国历史悠久的传统中医，虽然一直都有详细的记录和深入的描述，同时也有科学性的推理和研究，但是却没有科学的文献记录或加以验证，所以一般人都认为传统中医并非建立在西方社会认同的科学基础之上。

广义来说，中国历史上许多举世闻名的创新科学发明，都出自人们的细心观察和实际需要。例如在中国的四大发明中，指南针是为了航海，火药是为了烟花，造纸术是为了书写，印刷术是为了复印及记录。至于西方社会对科学的态度，则以研究生物、化学、数学和物理等为主，可是这在以往却没有被传统中国学者采纳。事实上，我不肯定在古代中国究竟有没有"科学家"这个称谓，因为中国久远的历史文化过去一直都侧重于士、农、工、商。

可惜的是，中国历史上许多伟大的发明都没有被广泛应用，也没有被传到外面的世界。举例来说，中国人虽然发明了火药，用于制造烟花，并在节庆日子燃放，可是这项发明的潜力却要到后来由西方国家运用于工业及军事方面才得以充分发挥。中国人发明的算盘也是一个例子。这项突破性的发明既简单又易用，以排列成串的木制算珠作为计算工具，只需按照一套运算口诀用手指拨弄算珠，便可快速完成各种复杂运算。我小时候也常常玩算盘，觉得这套聪明的计算方法十分奇妙。可是这个中国人过去广泛使用的运算工具，现在已经被第二次工业革命后面世的计算器完全取代，而中国亦错过了第二次工业革命带来的机会。到了今天，算盘在中国已很少见。经济学家称这种现象为"创意毁坏"，意思是指一件采用先进科技成功开发的崭新产品，由于价格合理及广受大众欢迎，自然取代了传统的同类产品。柯达胶卷便是其中一个例子，曾几何时，柯达胶卷可谓无处不在，但目前已经式微，因为今天人们拍照都不再使用胶卷了。此外还有 20 世纪 80 年代初曾经在全球风靡一时的索尼随身听，如今也成绝响，原因是人们已经纷纷转用数码音乐，摒弃录音带及激光唱片。随着科学的发展及应用日新月异，科学研究必须与时俱进，不断创新，才能得以持续发展。

西方医学研究的论证

在我看来，西方国家的科学论证主要基于观察及推论（如进化论)、科学测量及计算(如水的分子量和化学式),以及通过数学运算和现实生活实验来证明的思维实验(如 $E=MC^2$)。但中国人的科学理论则倾向于哲学性和形而上学,以观察天地宇宙和思考事物之间的平衡互动为归依,例如日与月、冷与热、阴与阳之间的关系等,以至很多时候这些理论很难甚至不可能采用实验数据来证明和确定。

中国历史上所有经典医学书籍都是建立在观察(如察看舌头)、粗略计量(把量脉搏)、阴(负面)阳(正面)概念的基础上。这些当然都含有深奥的哲学意味,而中国人对此全盘接受也不无道理,因为尽管传统中医没有科学实证作为支撑,但它毕竟是建立在几千年的经验积累上。中国人使用草药或动物提取物来治病,恰恰就是基于这个理念,而这些治疗药方有时也的确有效。举例来说,中国人通常会告诉患贫血的人吃动物的肝脏很有用(肝脏富含铁质,而缺铁性贫血又是非常普遍的现象),但在西方国家,人们患贫血会先找出贫血的成因,因为贫血不一定是由缺乏铁质引起,所以吃动物的肝脏并不能解决所有贫血问题。西方医学之所以采取的方式和行动不同,主要是因为它以生理学、生物化学及解剖学为理论基础。究竟西方医学最早何时传入中国,正确时间很难确定,一般认为,西方医学是大约 16 世纪传教士最初抵达澳门时传入中国的,只是当时西方医学在中国的影响微不足道,同时也不被中国人接受。直到 19 世纪末至 20 世纪初,随着大量西方传教士来华,其中许多又是医生,西医才正式开始在中国盛行,并从那时起成为医学主流，广泛得到大部分中国人的接纳。因此，可以说，西医在中国立足的历史很短，最多不超过 200 年。

中国的发展步伐

西方的医学研究模式在现代中国起步较晚，中国在这方面必须奋起直追。随着近年来中国在世界舞台的逐渐崛起，中国政府很快便意识到国家一定要在科学发展、研究和知识等各方面追求进步，才可以将中国由一个农业大国转变为现代工业化大国，这个发展方向亦得到人民一致的积极支持。目前，中国每所教育机构（包括研究学院）都强调 STEM（科学、技术、工程及数学 4 个英文单词的首字母缩写）的重要性，所有提供这些课程的大学均大受欢迎。中国于 40 年前推行改革开放时非常重视科学发展，迄今在上述 4 个方面都取得了重大进展，其中一些领域（例如生物科学）更被誉为全球领导者之一。中国在这方面取得如此佳绩，主要依赖于中央政府积极投放资源，特别是近年来提供了大量资金支持研究。欧盟《中国科技创新资助》引述中国国家统计局、科学技术部及财政部联合发布的《2017 年全国科技经费投入统计公报》数据显示，2017 年，中国投放在科技研究与发展领域的经费高达 1.76 万亿元人民币，较前一年增长 12.3%。中国投入科技研发的总额占国内生产总值的 2.13%，而美国则为 2.8%，预计在未来 10 年，中国的研发开支在国内生产总值中所占的比重有望超越美国。当然，投放资金并不能保证一定取得成功，但却是不可或缺的，因为资金是吸引顶尖人才和购买尖端科技设备的基本条件。研发基金一般以研究计划的形式下拨，金额可以高达数千万元，所有研发基金申请均需经过严格的同行评审，拨款后对研发项目进展的监督更为严格。

我在英国执业做医生初期所接触的科学期刊，很少读到过中国作者发表的论文。但自 20 世纪 80 年代初以来，情况已慢慢地出现改变，我开始注意到一些中文名字出现在这些期刊上。这些中国人通常是西方国家（特别是美国）某个著名学术或研究机构的团队成员，其中参与撰写这些文献的大部分中国人，都是前赴海外从事重要实验室研究的中国科学家，他们多数是得到政府或某些机构资助前往国外做研究工作的。与此同时，中国政府亦开始支持和大量投资培育本土的科学研究人才，并且鼓励他们与国际机构合作，进行科学交流，从中学习和采纳西方的严谨态度和方法来开展科学研究。今天，各种迹象显示这些努力已经初见成效，结果令人鼓舞。

医学领域有一个明显的现象，即已有较多纯粹关于中国医疗工作的临床科学论文发表。这些临床科学论文的研究范围主要是与日常的医疗工作有关，其中包括以最新科学发展（如分子生物学或基因组学等）为基础的崭新诊断检查及治疗方法，这些研究方法就是利用我们现在对细胞、分子或遗传基础的知识去探求各种疾病的基本发病机制。医学界称这类研究为转化型研究，意思是基本研究已经发展或成熟到一个可以应用于临床实践的阶段。

不久前，我的同事很兴奋地告诉我，有三篇关于在中国进行临床研究工作的论文，在极具威望的医学期刊《新英格兰医学期刊》(*The New England Journal of Medicine*)同一期内刊登。在医学界，一家医疗机构能够在该期刊发表一篇论文已经是一生的追求，现在同一家医疗机构能够在该期刊同一期内发表三篇论文，简直是难能可贵。这三篇临床论文都是关于全球首宗临床试验，即采用一种崭新的口服药物，提高患有肾衰竭的中国患者的血红蛋白水平，帮助改善他们的贫血状况。过去，这类临床试验及试验结果只会由西方国家的研究机构进行和发表。鉴于中国近年来在这方面取得的成绩，现在不少药理业巨头都纷纷考虑以中国作为突破性崭新临床研究的初级中心甚至主要中心。很明显，中国的研究团队在这个领域正迎头赶上。此外，中国拥有庞大的患者数据库，这也是推动医学研发成功的一个主要因素，因为其他国家可能需要很长一段时间才可以收集到大量有关患者的数据进行研发，但是人口众多的中国，在短时间内便能够取得所需数据。

不过，在追求卓越成就以及争取成功的过程中，我们必须抱持小心谨慎的态度。进行临床研究时，警觉、诚实和验证是研究管治的要素，其中所引用的数据、取得的结果和达到的结论亦必须受科学群体的严密审查。过去，一些向医学期刊投稿的科研论文，其中所引用数据的真实性很多时候会被人质疑，相关的科技知识细节也备受怀疑，甚至被揭发使用虚假数据，偶尔一些在医学期刊已经发表的论文居然要被撤回，令中国研发团队及机构的声誉和信用受损，这些例子都反映诚信和诚实在科学研究领域的重要性。

当然，我们可以说这些行为是中国医学研究发展过程中必经的阵痛阶段。值得庆幸的是，经过多年的跌跌撞撞，近年来中国发表的论文大部分都已经得到证明完全属实。目前，中国内地的整个科学群体都要遵守研究工作的三个首要原则，即合乎道德、科学诚信、原始数据真实准确。全球顶尖医学期刊《柳叶刀》（*Lancet*）于 2019 年发表的报告指出，在过去 10 年间，《柳叶刀》见证了中国的医学论文数目由每年几百篇增至约 1 500 篇，位列世界第三，排名仅在英国和美国之后。与此同时，越来越多的中国学者和研究人员获邀出席世界各地的大型科学会议并发表讲话。据我所知，目前不少最新的尖端医学研究已经纷纷在中国的顶尖学术机构开展并植根，研究范围包括疾病的遗传基础、针对个人遗传基础的精准医学、最新的抗癌免疫疗法、改变正常分子标靶路径以更改细胞行为压抑癌细胞增长的抗癌疗法，以及使用纳米技术的最精准标靶治疗，等等；其他获得中国大力投资的重要研究领域，还包括传染病防控及公共卫生。这些研究势必将在未来 5~10 年相继取得进展。现在中国许多医疗机构正致力于在上述领域进行研发，其中一些产品已进行临床试验，部分产品甚至不久将要推向市场。由此看来，中国无疑正朝着正确的方向迈进，随着国家不断致力于从事最新科学研究，可以肯定，科学研究将会在未来发展中扮演一个主要角色，在全球科研发展中也将占有重要一席。

传统中医的角色

中国传统的医学及其用药（一般简称为中医），是中国悠久文明中一个不可分割的部分，几千年来一直被中国人民接受并沿用至今。中国最早的医学典籍是《黄帝内经》（相传战国时期就已成书），其内容包括中医学理论和医学讨论，书中记载了 365 种草药提取物的说明和用途，但当时尚未成形，后来经过世代相传，到汉朝才正式汇编成书。中国历史上最传奇的医师是东汉的华佗，他精于用草药治病，更以率先采用麻醉药、施行针灸甚至精于手术而闻名古今。相比之下，西方医学的起源及根基主要来自一位被后世尊称为"西方医学之父"的希腊医学家希波克拉底（Hippocrates，公元前 460—公元前 370），他的《希波克拉底誓言》到今天都一直是医学界的普世专业行为守则。不过，西医在中国的历史甚短，难以跟源远流长的中医相比。

我是一个受西方医学训练的医生，不懂得如何讲述或解释中医背后的理论。中医讲求相生相克、平衡、气，采用望、闻、问、切的方法了解患者的病情，并使用草药及针灸方法等进行治疗。过去几十年间，中医在治疗方面取得了不少突破性的进展，其中最闻名的一项成就就是应用传统中医的经验和方法，治愈一种叫作急性前骨髓性白血病的绝症。此外，中医还率先研发了一种治疗疟疾的最新方法，以及能医治某些皮肤病的疗法。针灸是中医的另一项贡献，目前针灸在世界各地十分普及，主要是由专业针灸师或一些麻醉科医生施针。以上各项成就都获得了不少国际奖项，也得到了广泛认可和赞誉。在中国，三甲医院不但必须提供中医临床服务，同时还要设立中医科住院及门诊设施。

香港大学深圳医院最初拟设立中医科时遇到的一个难题是，中医并非医院原来设计的一部分。我在上文提过，我们后来将原本设计用作静脉输液区的空间改为中医科门诊部，另外还增设一个病房提供中医科住院服务。可是，我们应该如何将中医与西医结合起来呢？我们这些接受西方医学训练的医生，不论医术或医学知识都建立在药理学及生理学上，当我们开处方时，不单要知道药物的作用及其医疗许可适应症，还必须清楚该药通常可引起的副作用，只知其一而不知其二，是不符合标准或不安全的行医手法。同样，在实施手术前，医生必须让患者知道术后可能出现的并发症。我对中医毫无认识，觉得自己没有资格就中医的治疗方法提出任何意见，特别是在使用草药作为治疗手段方面。不过我认为，一个患者假若正在服用某种或某些药物，当医生在处方中开额外药物（例如中药）时，必须谨慎处理。

　　传统中医存在一个问题，就是相关的核心问题没有做好科学的文献记录和研究，而是主要依赖于代代相传的经验，对于中药如何发挥效用、为何有疗效、可能出现的副作用，甚至药物的毒性等，都没有科学数据支撑。我完全不否定传统中医的作用，只是建议在应用时必须保持一定程度的审慎，实事求是，并且注重安全第一。我经常遇到有患者及其家属问我，在接受化疗期间有没有需要或建不建议同时辅以中医，加强效用。我给他们的答案总是："我是一名西医，对中医一窍不通，所以我必须诚实地告诉你们，我不能给予任何专业意见。我主要关心的问题是，中药与西药之间的交互作用会否提高或降低西药的疗效。"因此，我给他们的忠告一般是，患者在我治疗期间不要用中药，否则万一不幸产生副作用，很难判断问题究竟是由西药引起还是中药所致。我们医生只可以对自己所开处方的药物负责，不能对没有在处方中的药物负责。很多时候当患者听到我的解释后都会接受我的劝告，令我感到非常欣慰和安心。

　　我想在这里强调指出，西医与中医实在不应互相排斥，而应扩大彼此的临床应用范围。中西医药结合不但需要时间，而且还需要进行仔细的科学及临床研究。目前，西医已经广泛使用针灸，与此同时，中医对一些西药，如抗生素和止痛药等，也采取了接纳的态度。

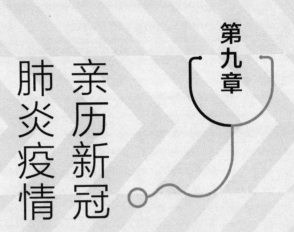

第九章

亲历新冠
肺炎疫情

鉴于新冠疫情肆虐全球，本章我以医生的身份和亲身经历来阐述疫情发展，介绍中国特别是深圳的防控措施，以及病毒检测方法。同时，我从客观角度审视了全球的抗疫行动，以及有关群体免疫和戴口罩的争论，更提出世界各国必须团结一致共同应对这一全球危机的信念。

由地区性流行到全球大流行

有感于此书成文时，"2019 冠状病毒病"肆虐全球，于是我在 2020 年 3 月底开始写了这一章，加入此书，与读者分享。当时新冠疫情严峻，世界各地都弥漫着一片恐慌和焦虑的情绪。2019 年 12 月，武汉发现不明原因肺炎，随后在短短 4 个月内，全球已有 200 多个国家和地区有病例报告，只有无人居住的南极和北极幸免于难。新冠疫情传播的规模、速度和强度都前所未见，所产生的恐惧与 1918 年的西班牙大流感和 2003 年的非典型肺炎（SARS）不相伯仲，当年西班牙大流感持续了两年，而非典型肺炎则历时 6 个月。虽然一些评论员将新冠肺炎与西班牙大流感做比较，但我个人认为这种比较现在为时太早。与 1918 年相比，今天人们的饮食营养较佳，生活和卫生条件较好，疾病预防措施也更有效，因此，要是我们让这个疫情发展到即使有一点儿像西班牙流感，亦将会是我们极大的失败。话虽如此，但目前这个新冠病毒的确在仅仅 4 个月时间像野火般蔓延全球，令几乎所有国家措手不及，只有部分国家早察觉、早预防，使疫情在本国得到了较好的控制。

对于这个病毒，人类所知不多，虽然知道它属于冠状病毒家族，因而与 2003 年在亚洲暴发的非典型肺炎以及 2012 年暴发的中东呼吸综合征（MERS）有相近之处，但是对于这个新型病毒仍然有许多未解之谜。不过数据显示，该病毒引发的死亡率还是非常高的，特别以长期病患者、老年人及男性为高危人士。在疫情出现初期，许多人都以为这个疫症是一种比较严重的季节性流行性感冒，可是这个看法不久即被疫情迅速席卷全球所引起的触目惊心的景象推翻了。世界卫生组织（World Health Organization，WHO）亦宣布疫情为大流行。面对新冠疫情突袭，当时没有哪个国家的医疗体系有足够的能力应对，因此各国都必须立刻全力做出调整，重新调配医疗服务以应对这次危机，其中一些调整策略更不失果敢且甚具突破性。

疫情令全球经济备受冲击。上一次全球金融危机发生于 2008 年，主要由美国华尔街引起，当时的金融大鳄出于贪婪和对金钱利益的追求，肆意轻率地大量借贷，更诱使世界各地纷纷效尤，触发金融危机，令不少无辜人士饱受重创。换言之，当年的危机是由人类的贪婪所致，可是，这次威胁全球经济的罪魁祸首却是一个不分国界，也不管金钱或国内生产总值的病毒，它攻击每一个人，不论老幼贫富，所以它带来的威胁对全人类来说是赤裸裸的、实时的，甚至可以说是灾难性的。

许多人形容新冠疫情为一场战争，这种说法可谓相当贴切，只是这次我们的敌人是一种小得连肉眼也看不见的核酸（RNA）。面对这场病毒战争，世界各地必须采取一切可用的手段，帮助染病的患者，同时保护未受感染的人。一般来说，就医学而言，预防总是胜于治疗。但是在目前情况下，即在我执笔写本书之时，要预防新冠疫情暴发已经很困难了，因为到了 3 月份疫情已经成为全球大流行，几乎所有流行病学家都一致认为现在我们可以做到的，就是尽量将病毒传播速度的曲线压低。要做到这一点，我们可以使用的工具包括提高公共卫生意识、忠告市民、推行防控措施、立法管理、进行实验治疗、临床试验，以及研发预防该传染病的疫苗等。以上所说的一切办法都必须付诸实践，虽然不一定能保证成功，但是在各方的共同努力下，应该可以取得重大的成效。各国政府、卫生部门和公众人士对于研发疫苗似乎都抱有莫大期望，我本人亦诚心希望如此，不过此刻我必须在这里坦诚地指出，多年前肆虐并引起极大恐慌的艾滋病（HIV）及非典型肺炎，到了今天仍然未有疫苗，只是艾滋病目前有药物可以医治而已。其他诸如痢疾等疾病，研发疫苗的道路也颇为漫长。至于新冠病毒肺炎将来能否像流感一样有疫苗可预防，现在言之过早，就是研发出疫苗亦需要一段时间来验证其疗效。尽管人们满怀希望，但必须面对现实。因此，在目前这段时间，虽然人们一般都充满恐慌，但作为医疗人员，我们必须要向公众坦白说出真相，以免提高他们不切实际的期望。

　　我们可以采用的一个防控手段就是提高公共卫生意识，教导人们如何降低甚至防止感染的机会。随着有关部门积极推广公共卫生教育以及保护个人免受感染的知识，不少崭新的词语和概念也相应兴起，例如保持社交距离、自我隔离、人与人之间保持两米距离、不得聚集、勤洗手、用消毒剂抹拭所有物体表面，以及广泛佩戴口罩等。

新冠疫情重要事件发展时序

为了认识这个疫情的全球规模以及新冠病毒如何以惊人的速度在世界各地传播，我在这里简单列出相关重要事件的时序。

- 2019 年 12 月：武汉发现不明原因肺炎。拥有常住人口 1 100 万的武汉，是中国一个主要城市，也是全国一个重要交通枢纽。根据百度地图"百度迁徙"记录 2020 年中国春节前后人口大迁徙轨迹的数据推算，单在 2020 年 1 月 1 日便有 175 000 人离开武汉，春节前的 1 月份前三个星期共有约 700 万人离开武汉。这些数据足以说明武汉作为交通枢纽的重要地位。

- 2019 年 12 月 31 日：世界卫生组织获中国通报一组新型冠状病毒肺炎病例。

- 2020 年 1 月 3 日：中国疾病预防控制中心下属的病毒病预防控制所的科学家，成功完成新型 β 属冠状病毒的基因序列，并称之为 2019-nCoV。

- 1 月 10 日：我工作的香港大学深圳医院首次接收两名新冠患者。其后这两名患者经化验室测试结果显示、病征引证及传染病学检定，列为疑似病例，随即被转送到深圳市第三人民医院（深圳市的传染病医院），入住负压病房。

- 1 月 13 日：泰国发现第一宗新型冠状病毒确诊病例，也是中国以外发生的首宗确诊病例。

- 1 月 20 日：中国总理李克强在国务院常务会议中指出，要求相关部门有力有效防控新冠病毒，遏制疫情。

- 1 月 23 日：武汉封城。

- 1 月 25 日：中国春节（农历新年）开始，全国休假。

- 1 月 30 日：世界卫生组织宣布，将新型冠状病毒感染的肺炎疫情列为国际关注的突出公共卫生事件。

- 2 月 11 日：世界卫生组织宣布 2019 年底出现的新型冠状病毒正式命名为 "2019 冠状病毒病"（COVID-19）。

- 2 月 25 日：成立中国—世界卫生组织新冠肺炎联合专家考察组，共享研究结果及建议。

- 3 月 3 日：世界卫生组织宣布，全球紧缺供一线医护人员和新冠肺炎患者使用的医疗设备和个人防护装备。

- 3 月 7 日：全球确诊病例已过 10 万例。

- 3 月 11 日：世界卫生组织宣布，"2019 冠状病毒病"引发的肺炎疫情为全球大流行。

- 3 月 13 日：欧洲报告的病例数目超越中国，成为全球大流行疫情的震中。

- 3 月 27 日：全球新冠肺炎确诊病例超过 50 万例。
- 4 月 2 日：全球新冠肺炎确诊病例突破 100 万例，死亡病例达 5 万多例。

从上述事件时序可见，在短短 4 个月内，世界各地有逾 100 万人感染新冠病毒，死亡人数超过 5 万。到 2020 年 9 月，全球更有 3 000 多万人感染新冠病毒，死亡人数接近 100 万。这些数字均远远高于非典型肺炎和中东呼吸综合征。

中国及香港大学深圳医院的防控措施

目前，虽然科学家已经完成新冠病毒基因序列，但是我们对这个病毒及其本质仍然所知有限。根据流行病学数据，此病毒的传染性甚高，可是无症状感染者的数目却不得而知，因此难以确认病毒传播的源头。受病毒感染人士的病征一般是发热、干咳，CT 扫描显示肺部出现严重感染，导致呼吸困难甚至死亡。一般来说，年长者及本身患有多种长期疾病的人士死亡率较高。

在医治方面，除了使用人工呼吸机等辅助呼吸的支持设备，目前尚未有已知的治疗方法，暂时没有经临床证明有效的药物，也没有疫苗。因此，应对疫情的唯一方法就是降低传染率。

我于 2020 年 2 月 3 日由英国回到正处于疫情暴发高峰期的深

圳，此时世界其他地方仍未受到疫情的严重影响。中国当时弥漫着一片恐慌，武汉人更是感到绝望，医院亦不胜负荷。之后我目睹和经历的是，中国中央政府及地方政府尽前所未有之力防控疫情，人民积极配合，前线医护人员甘愿冒着生命危险救人，各类机构及个人亦伸出援手。大家所发挥的互助互爱精神令人感动。

我想在这里详细讲述一下，面对新冠疫情肆虐，中国整体上如何应对危机。我又特别以香港大学深圳医院的操作为例，因为我们医院的处理方法正是国家标准的缩影，换言之，差不多全国所有医院都采取相同的措施。

由于国内科学家早期已完成新冠病毒基因序列，并对外公布，因此专家已经研发了测试技术，这类检测通常需要一个目标（来自病毒的抗原或是从本身免疫反应系统取得的抗体）、一台可以处理大量检测的先进自动设备，以及一套对测试的独特性及敏感度定期做出验证的标准操作程序。根据我的观察，一般来说，中国大部分设有超过 1 000 张病床的医院，都会有这类设备。自从这项诊断测试技术研发成功后，中国政府已将其指定为诊断病毒感染的主要手段，更将其用于追踪接触者、监测个别患者，以及筛查没有症状的感染者。在疫情暴发后的前 8 个星期内，中国政府根据全国临床数据及流行病学数据库的最新数据，就如何处理新冠肺炎，先后向全国医护人员颁布了多个定时更新的国家指引版本，其中主要是国家卫健委发布的两个指引，即截至目前已更新了 6 版的《防控方案》和更新了 7 版的《诊疗方案》，其中的要求包括对患者进行最少三次核酸检测，在某些情况下检测次数甚至更多。香港大学深圳医院采用的标准更为严格，我们的患者必须通过连续三次检测结果均呈阴性，才会被视为免于新冠病毒感染。任何阳性检测必须由传染病医院复检，然后再经国家疾病预防控制中心进行第三次测试。这种密集式的新冠病毒检测方法，得到全球卫生领域的一致认同，是中国、韩国以及新加坡能够成功遏制疫情的主要原因。

鉴于目前仍未有有效的治疗方案和预防病毒的疫苗，唯一的有效措施就是隔离患者，积极进行全民健康卫生教育，推广全民戴口罩、勤洗手，保持社交隔离，避免群体聚集。为响应这些号召，香港大学深圳医院关闭了院内食堂，不过食堂员工仍然继续工作，在新冠疫情暴发初期，食堂每天为医院全体员工免费供应三餐（早餐、午餐、晚餐）。虽然食堂不提供菜单供人点餐，但是每餐膳食都有肉、鸡蛋、蔬菜和米饭，以达到均衡营养的要求。每个部门或科室都要在前一天用电子邮件的方式通知医院需要多少份早餐、午餐和晚餐，再由食堂安排送餐服务，任何人都不得聚在一起用餐。

此外，部分临床服务，例如牙科、口腔护理、眼科等，都暂时关闭，其余服务亦分别有所缩减。所有患者在入院前均需接受新冠病毒检测，证实没有受感染才可进入病房。医院全部出口和入口都改为单向人流，每个入口均派驻一名工作人员值守，负责为进院人士测量体温，无人可豁免。入口处不得用作出口处，反之亦然。鉴于香港大学深圳医院是一家设有多幢大楼的大型医院，因此每幢大楼又都各自设有体温检测站。另外，汽车入口也减为一个，同时缩减电梯用量和住院患者数目。

与中国大部分医院一样，香港大学深圳医院设有一个与急诊室和门诊部分开的发热门诊。由于所有患者均需接受新冠病毒检测，而检验结果又需 6~8 小时，因此我们安排患者在等候结果期间，独处于一个设备齐全的临时隔离房间内。假若测试结果呈阳性，患者会被转送到传染病医院；假若患者第一次检测结果呈阴性但有染病症状，便会被送到我们的隔离病房。为了应对这次疫情，我们医院特别开设了 4 个隔离病房，全部设于一楼，共有 70 张病床。在香港大学深圳医院这 6 个星期的工作期间，我负责监管这几个隔离病房，当时接收隔离患者超过 50 名。到我离开深圳返回英国时，隔离患者只有 5 名，这个数字足以反映国家及地方领导致力于抗疫所取得的成功。我们医院最值得赞扬的一个做法是，当疑似病例被医院接收后，必须于 6 小时内接受强制性胸肺 CT 扫描，而他们由隔离等候室前往 CT 扫描室经过的整段通道，都由保安人员暂时封闭，与其他人相隔最少 20 米。

为了尽量降低群众聚集，香港大学深圳医院取消了所有会议，唯一保留的是院长主持的特别工作小组会议。这个小组由医院的骨干人员组成，会议每天于室外举行。院方又特别开设了一个移动应用程序，向全院员工发电子邮件或短信息，规定所有员工星期一至星期日每天下午 4 点前必须填交健康申报表，目的是收集全体员工最新的健康状况资料。员工必须申报当日是上班还是休假，有没有不适症状（如发热、咳嗽等），有没有去过国内其他地方。我在深圳的 6 个星期中，有一次延迟填交这份健康申报表，到了晚上 7 点，我收到了一个短信息，通知我需要填报有关数据。

为了避免浪费个人防护装备、口罩及医护帽，我们将每名员工的临床工作岗位加以分类，即分为高危区（例如重症监护室）和低风险区（例如办公室）。以我的工作岗位为例，每个星期一我都会得到医院分配的可供整个星期用的口罩，在离开自己的办公室时，我都必须全时全程佩戴口罩。为了防止公众与医护人员之间的交叉传染，我们减少甚至暂停了多项临床服务。此外，院方还鼓励各级员工，特别是医生和护士，清除 2019 年累积的假期，此举有助于将同事暴露于病毒的风险降到最低，同时亦响应国家要求人们留在家中的呼吁。

至于必要的服务，包括急诊室服务、发热门诊以及新设立的 4 个隔离病房等，我们都做出了员工调配安排，确保能够充分提供这些必要服务。这项工作调配措施在推出短短几天内便得以成功实施，原因是大部分同事都自愿到高危区工作，表现出无私奉献的精神。我们甚至有一个由医生及护士组成的团队，自愿被调派到负责接收所有确诊及高度疑似病例的深圳市传染病医院服务。香港大学深圳医院的人力资源部和医院感染控制组，还积极为全体员工举办培训课程，就医护人员如何正确使用个人防护装备以及国家发布的最新诊疗方案指引提供资料。其他主要支持部门，如影像部和化验室等，也安排了额外值勤，每天 24 小时为急诊室及发热门诊接收的患者进行 CT 扫描和新冠病毒检测。

截至 2020 年 3 月底，香港大学深圳医院没有任何一名前线医疗或医护人员受到感染，令人欣慰，这对所有员工来说也是莫大的安慰和保证，这确实是一项不小的成就。我们全体员工均团结一致，坚定不移地恪守政府和医院的忠告及指引，保持警觉，抵抗病毒，救护患者，守望相助，非常值得敬佩。

诚然，不论在国家还是在地方层面，在抗疫初期都会遇到一定的困难。任何病毒或疫症的暴发都是突如其来的，因此往往使人措手不及，防不胜防，即使人类觉得自己再聪明也束手无策。这次新冠疫情肆虐，完全暴露了人们在不同程度上没有防备意识的弱点，而且这是一个全球现象。中国政府于 2020 年 1 月中旬正式确定了疫情来自一种新型病毒后，随即采取严厉果断的行动，尽量动员人力、物力积极抗疫，最后赢得国际社会的一片赞誉。国家又组织了多个由医生及护士组成的志愿团队，前往武汉这个疫情暴发中心，协助当地医护人员治疗患者，同时调动硬件配备齐全的军队出动，协助运输和物流，特别是供应必需物资及食物到武汉。政府在短时间内改建多家可容纳 1 000 张病床的方舱医院，同时指导国内制造业提高生产能力，大量生产各种医疗设备，例如呼吸机、个人防护装备、医护帽、口罩和消毒剂等。起初，个人防护装备和口罩均出现不足，但在 4~6 个星期后，随着生产以前所未有的惊人速度和规模进行，物资短缺的问题开始得到解决。中国是一个领导愿意带领、人民愿意服从的国家，大家都只有一个共同目标，就是拯救生命和保护生命。

到 2020 年 3 月中旬，国家及地方层面的数据均显示疫情开始得到控制，只在国内不同地方仍有零星的确诊病例。随着情况开始恢复正常，香港大学深圳医院所有临床服务也逐渐恢复。在疫情最严重时，由于人们都选择留在家中，医院门诊部的患者数目由病毒大流行前每天 6 000 名的高位，下降至每天只有约 1 000 人。但到了 3 月底，门诊部的患者数量已经回升至每天 4 000 名，大约为之前高位的 2/3。与此同时，世界其他国家的疫情却日益严峻，这再一次证明这个病毒的传播力和感染力都十分强。在各个国家中，韩国首当其冲，暴发集中性感染，随后意大利、伊朗亦相继失守，之后三个星期内整个欧洲更成为疫情的重灾区，死亡人数超过中国。从那时开始，虽然美国禁止所有与欧洲（英国除外）国家之间的航空交通，但是到了 3 月底美国的情况急转直下，成为疫情中心，感染人数更升至全球最高。

全球物流问题

很明显，这次疫情是自 1918 年西班牙大流感以来，全球所经历最严峻的健康卫生危机，在许多方面甚至比西班牙大流感更令人感到惊恐。仅仅 4 个月内，新冠疫情迅速演变为全球化的卫生危机，敲响近乎世界末日的警钟。虽然自西班牙大流感至今这 100 年来，医学发展一日千里，取得了不少突破性进展，但今天不论多富裕、多先进的国家都无一幸免，全被这个疫情大流行速度之快、覆盖范围之广、造成的慌乱之甚弄得焦头烂额，差不多所有国家均先后停摆。

疫情开始时，没有一个国家知道应该采取什么果断措施应对，因为人们对这个病毒的了解实在有限，除了 2003 年的非典型肺炎和 2012 年的中东呼吸综合征的数据可供参考，并没有任何已知数据可参考。因此，每个国家只能根据这段极短时间内所得到的资料或科学家的估算，特别是流行病学家根据数学建模推算的情景，来制订防控行动计划。可是，各国均受制于多方面的考虑，包括本国人民可以接受怎样的措施、本身医疗体系的装备以及人员的应付能力如何等。一些国家，例如英国、德国和美国等，都采取渐进式手段，根据积累的数据和事态的进展不断调整策略。中国则由政府扮演决断的统领角色，按照各级省市通报的实时信息及数据，采取自上而下的防控措施。自 2020 年 1 月以来，中国政府就如何应对新冠病毒肺炎，向全国医护人员先后发布了多个版本的《防控方案》和《诊疗方案》作为指引，每一个版本都是根据最新流行病学和临床信息加以调整更新。这个做法备受国际社会称赞，更被认为是中国能够在三个月内控制住疫情的一个主要原因。

由于目前新冠肺炎尚未有药物或疫苗可根治，面对严峻的疫情，人们唯一的办法就是预防传染，避免医疗系统崩溃，绝不能出现初期的武汉、后来的意大利和西班牙一样的情况。即使在先进如美国的国家，也会忧虑医疗服务不能应对纽约或芝加哥等大城市的疫情失控情况。这些大城市跟武汉一样，都是国家的重要交通枢纽。目前所有国家面对的问题都不相伯仲，其中最普遍的主要是以下三个问题。

第一，医护人员严重缺乏个人防护装备，例如口罩、防护衣、医护帽、手套等。为达到最有效的保护，这些个人防护装备的设计几乎都只能使用一次，用完之后便要立刻废弃。可是，由于直接暴露于病毒的一线人员，例如医生和护士等，对这类防护装备的需求非常庞大，但供应却严重不足，未能为他们在执行任务时提供足够的保护，因此多个国家均出现医护人员受感染甚至死亡的情况，令人悲痛。

第二，全球各地都极度缺乏呼吸机。由于新冠病毒可对人体肺部造成急剧且大范围的损害，在患者的免疫系统复原至足以抵抗病毒之前，只有呼吸机才能够协助维持患者的生命。可是，差不多所有受疫情影响的国家都面临呼吸机短缺的问题，其中可能只有中国和德国除外，因为这两个国家均通过国家指令，大规模增加本土生产呼吸机的数量。其他国家必须与本国的制造商、工程师和科学家商讨，要重新改造整个制造业的结构，才可以满足国家对呼吸机的需求，但是这个过程往往需要很长一段时间才可以达到大量生产的要求。这种情况反映了另一个结构性问题，就是长期以来，大部分发达经济体都主要朝价值链上端转移，力求生产高端产品，从而淘汰了那些生产简单必需品的强大制造业。此外，由于数十年来各国都普遍趋向于采用准时配送（JIT）生产方式，加上物流和供应链全球化发展畅顺，令人觉得产品库存主要是为了补充货源而非满足新需求，以至造成库存量偏低的情况。

上述情况不能说是这些国家的失误，因为在全球化趋势下，及时配送和供应链发展促使物流更快速、更便捷，令这些国家都享受到了经济大幅增长带来的好处，人民的生活水平也不断提高。最佳的例子就是网上订购的商品在短时间内便能送达消费者手上。故此，一旦疫情暴发，差不多所有国家就都措手不及，所需物资也严重短缺，供不应求，造成民众抢购潮，甚至各国政府也纷纷抢购物资。

转瞬间，随着新冠疫情在全球大流行，过去50年来急速上升的经济繁荣骤然下降，除了医疗用品及个人防护装备，各行各业都停滞下来。中国可能是其中少有的例外。过去多年来，一直被誉为"世界工厂"的中国，制造业基础稳固，而且灵活性强，因此可以对疫情做出迅速、准确的响应。虽然新冠疫情暴发初期，国内个人防护装备供应短缺，加上春节假期工厂停工两个星期，但是其后随着工厂复工复产，制造业迅速赶上需求，让国家几乎可以自给自足，某些产品甚至还可供出口。当我于3月底离开中国返回英国时，中国物资短缺的问题基本上已不复存在。

第三，病毒检测的问题，这同时也是一个引起不少争论的议题。检测新冠病毒有两种方法，我要在这里讲述一下。一个方法是，测试有没有病毒的检测叫作核酸检测（NATs）和核酸扩增检验（NAATs），是采用一种称为逆转录聚合酶链式反应（RT-PCR）技术，检测和诊断患者及感染者，特别是无症状感染者是否染病。这种检测对于追踪接触者最为重要，而防控疫情暴发的最佳方法就是大规模检测患者及其密切接触者。这种检测方法在技术上较为先进且复杂，因为它需要利用病毒的核酸（DNA 或 RNA）制造一个抗原引物，一般也称为抗原测试，在人体中提取深喉唾液或咽喉擦拭液样本，检查是否带有抗原的病毒，因此无须依赖于接受测试者的免疫反应。中国及其他国家，如韩国、新加坡和德国等，都采用这种检测方法。事实上，中国是世界上第一个大规模使用这种检测方法的国家，而检测试剂由深圳的大型生物技术公司华大基因（BGI）生产，该公司也是全球首家研发并推出 NATs 检测的公司。另一个方法是检测人们对病毒是否有抗体，这个方法在技术上比较简单，可以用静脉抽血或指尖刺血进行测试，不过检测抗体需要视接受检验者对测试是否有正常免疫反应。

上述两种检测方法都有其支持者，可是两者之间毕竟有一定的差别：NATs 可以在人体产生足够免疫反应、制造足够数量抗体之前检测到病毒；抗体检测则主要依靠宿主，因此在人体充分产生免疫反应之前，会有一个呈阴性的空窗期。此外，这两种检测方法若要取得诊断价值和临床准确性，都必须满足一个条件，那就是检测所采用的试剂必须有充足的供应和优良的质量，同时亦需要有卓越的技术知识及应用以保证测验的精准度。

故此，精准度和准确性都需要仔细计算测量，而且试剂的质量也必须得到国家的发牌机构认证，因为错误的检测结果所造成的损害比没有结果还要大。在商业市场推广为试剂盒的这些检测工具，在应用于广大民众之前，必须尽量降低出现高估（假阳性）或低估（假阴性）的可能性。即使先进如美国的国家，也未能研发出如此高质量的试剂盒，供民众大规模使用，满足普罗大众的需求。因此，虽然世界卫生组织建议防控这个全球大流行疫情的主要方法是检测、检测、再检测，但是所需试剂供应短缺，是大部分国家未能在短时间内进行广泛检测的原因。

假若供应及物流问题能够得到解决，有关国家便可以同时采用这两种检测方法作为长期的公共卫生措施，用于诊断患者和追踪接触者，以及利用流行病学调查形式评估全民的免疫发展状况。最理想的检测结果当然是抗原（代表病毒）呈阴性，而抗体（代表体内对免疫的反应）呈阳性的人士，因为这意味着这些人曾经接触过病毒却不受感染，可以无须再进行社交隔离。我相信，这些人在任何人口调查中都应该占大多数。此外，检测结果显示抗体呈阴性而抗原呈阳性的人，可以是有症状也可以是没有症状的病例（估计占受感染患者的比例高达 25%），这些患者必须予以隔离，同时接受抗病毒治疗，而且有关部门还要追踪其接触者。至于检测显示抗体及抗原均属阴性者，则可在"2019 冠状病毒病"疫苗研发成功后接种疫苗，成为免疫人士。鉴于目前全球各地均争分夺秒，努力就新的抗病毒治疗进行临床试验以及疫苗研发，相信在两年内上述第二批及第三批人士可以获得恰当的治疗和疫苗接种。

全球抗疫行动

　　因为大部分国家都面临上述问题，所以差不多各国都一致认同并采取一些共同做法。原则上，新冠病毒在人体外不能长时间存活，因此堵截人传人的最佳办法是保持社交距离和自我隔离。现在，"社交距离"和"自我隔离"已经成为病毒大流行环境下兴起的时髦用语。保持距离的原理其实非常简单，如果我们避免在社交场合与其他人接触，留在家中和家人在一起，那么感染病毒的风险便会大大降低，原因是我们暴露于别人飞沫环境下的机会减少了。此外，为了进一步保持社交距离，假若需要外出购买生活必需品，我们不但应该佩戴口罩，同时也要跟别人保持一段安全距离，因为带有病毒的飞沫在空气中不会传播太远，不久便会落到地上。因此，卫生部门建议人与人之间至少保持两米的距离，目前英国以及其他多个国家的人都纷纷这样做。

　　通过所有人持续共同努力，保持社交距离可以有效降低整体病例数目的增长，减轻医疗服务的负荷，不至于使医疗服务面临崩溃。这些做法都是基于普通常识和容易明白的道理，而且还容易实行，虽然对部分人来说可能有点不方便，但对社会整体有极大的好处。各国政府还可以采取较严厉的措施，例如关闭餐馆、酒吧、会所、非必需品零售店，以及停办体育活动，甚至关闭学校等，达到避免人群聚集的目的。政府也可以鼓励人们居家工作，于疫情大流行期间，家就是最安全的地方，相信没有人会反对这种说法。目前差不多所有受影响国家都实施这些办法。看来，人类行为的大分歧现在已经变成了大汇合。起初，在西方国家，这种居家的建议并没有引起人们的重视，尤其年轻人认为此举是侵犯他们的自主权和行动自由。不过，英国播放了一些视频：大批率性的人群在阳光普照的日子蜂拥至公园，黄昏时分挤满酒吧，就好像一切生活如常一般。这些视频随即引起了英国公众的愤怒，公众认为这些行为极度自私和不负责任。自从这些视频被广泛传播后，加上数据显示年轻人受感染的机会跟年长人士分别不大，这些人的态度和行为立刻出现了明显的转变。如今在英国，我看到星期一至星期日，街道十分寂静，以前只会在圣诞节时才有的安静，现在变得天天如此。

群体免疫争论

这次全球疫情大流行在世界各地衍生的潮流用语中还有一个家喻户晓，那就是群体免疫。鉴于群体免疫在全球引发的辩论最激烈，我觉得需要在此做一点解释。

这个名词首先出现在英国媒体上，它们报道英国政府最初对疫情的反应是采取群体免疫作为对策。英国政府采用达尔文"物竞天择"式的思路，是因为看到病毒已经遍及全球，要遏止疫情蔓延已经太迟，而由于死亡率偏低（特别是年轻人），故此其中一个策略是让病毒在小区自然发展，到最后当大部分人（就是群体）都产生免疫力时便可保护人群，遏止人们将病毒传染给其他人。当然，从长远来说，达到群体免疫对整个社会有利，但是假若让病毒自然发展，短期内会有大量人因感染而死亡。简而言之，这个思路提倡的是，由于资源有限，较好的应对方法是循序渐进地隔离和保护长者、幼儿以及患有多种疾病的人士，与此同时让年轻人感染从而产生群体免疫，这是属于将风险分类处理的针对性策略。

另外一个与此相反的主流思路是采用完全封锁措施，切断传播链。中国正是这方面最佳的例子，于不足 12 个星期内即成功堵截病毒。

上述两个派别的思路都各有道理，群体免疫长期来说对社会有好处，而封锁措施则难以旷日持久。虽然两者之间的争论没有结论，但是一般人似乎较倾向于采取封锁措施。英国政府虽然最初考虑施行群体免疫方法，但后来也不得不改为采取封锁措施。事实上，不管观点如何，两派思路都对，而且没有必要互相排斥，只需要看疫情大流行发展到哪一个阶段，两者应该也可以兼容。我个人的看法是，今时今日在这个现代世界全球人流互通的情况下，要界定何为"群体"是不可能的。究竟群体是指某个地方的本土人群还是也包括每天不断的出入境人流？群体是否有国界界定呢？因此，要等到全球各地对群体在当今时代的定义达成国际共识后，人们才可以更好地思考何谓群体免疫。

东西方对佩戴口罩的分歧

目前一个引起极大焦虑、争论和疑惑的议题，是西方社会对戴口罩的态度，这个议题恰恰反映出东西方之间的分歧。与其他口罩不同，外科医用口罩原本是指外科医生在手术室实施手术时佩戴的口罩，换言之，医生戴口罩主要是为了降低因呼吸而受到感染的风险。而其他口罩是指包括装饰佩戴或电影里面超人所戴的口罩。

我在中国疫情最严峻时在深圳逗留了 6 个星期，返回英国时又正值英国进入紧急状态，在此期间，我察觉到了东方与西方国家对戴口罩的不同态度，即他们对戴口罩的好处有各自不同的看法。

在一些亚洲国家，例如中国、日本和韩国等，戴口罩预防空气污染一向是人们日常生活中常见的行为。2003 年暴发的非典型肺炎，在人们心中留下深深的创伤，之后，佩戴口罩，保护个人不受病毒传染，便成为人们的习惯，甚至被视为良好的行为规范。上述国家的人民不管遇到任何疫情暴发，都非常愿意遵守这个规矩，不论去哪儿都戴口罩。事实上，假如你不戴口罩，其他人还会投以奇怪的目光。

在 2020 年 2 月初返回深圳之前，我知道在深圳工作期间必须要保护好自己及其他人，因此在英国尝试购买口罩，却发觉非常困难。回到中国之后，当时口罩供应十分紧张，我们医院需要向员工配给口罩，故此也没有人缺口罩。在口罩最短缺期间，我们的员工甚至在平日晚上和周末自发留下自制口罩。当我去工作间探望他们时，我看到他们以坚毅的态度，竭尽所能，自己寻求解决方法，非常感动。这些同事没有工程师背景，他们从网上学习关于防护口罩的知识，然后自己制作。究竟这些口罩能否真正有防护作用是另一回事，重要的是我们的员工依靠自己的力量，乐意想方设法制作口罩供同事使用，即使数量有限，但只要能帮得上忙便可以了。简单地说，在疫情暴发时佩戴口罩是许多亚洲国家的社会共识，并被一般人接受及遵行。

我清楚地记得，当我于 2020 年 3 月 16 日到达香港国际机场准备返回英国时，虽然香港特区政府劝告人们戴口罩，可是在各个登机闸口的非亚洲人士明显地都没有理会这个忠告。我简直不相信我眼前的景象，这个国际机场好像分为两个阵营：亚洲人全部戴上口罩；非亚洲人则鲜有佩戴口罩，他们抱着一种爱理不理、悠然自得的态度四处溜达，令人不知道应该是羡慕还是指摘。我问其中一名服务员，为什么没有人告诉这些乘客戴口罩，他回答说，服务人员劝告了这些人要戴口罩，可是他们不理睬，还表示戴口罩一点用处也没有。由于这些人都有登机证，服务人员也无可奈何。当我回到英国后，发觉这个态度上的分歧更为明显。虽然当时英国已进入封城状态，但仍然只有少数人在公众场合戴口罩，而英国政府发布的防控指引也没有要求人们佩戴口罩。平心而论，就是世界卫生组织也没有劝告人们普遍佩戴口罩，只忠告有病征的人士或照料病人的陪护者佩戴。

　　在目前的情况下，人们是否应该戴口罩呢？在此借用莎士比亚在他的名著《哈姆雷特》中的名句"To be or not to be, that is the question"（生存还是毁灭，这是个问题），引申为"戴还是不戴，这是个问题"。我的看法是，戴口罩主要有三个目的。第一，当自己打喷嚏或咳嗽时，防止将自己携带的病毒传染给别人。第二，与第一个目的差不多，就是降低别人把病毒传染给我们的机会。我们必须自问，假若我们在电梯内或飞机上，旁边的人不断咳嗽或打喷嚏，我们会觉得自在吗？答案应该是显而易见的。因此，戴口罩所提供的保护是双向的，既可以保护自己也可以保护别人。第三，戴口罩是有象征性的，但是也同样重要，这是要向别人传递一个清晰的信息，说明我们非常认真地看待防护意识、建立互信和提高公民责任感。人人都知道洗手的重要性，当一个人不戴口罩时，我们自然而然地认为他对洗手的态度也不会太认真，而一个戴口罩的人，却会给人认真洗手的印象。因此，戴口罩的象征意义是让别人知道你在尽力保护他们，所以他们也应该尽力保护你。

　　上述争论并没有得到医学或流行病学研究结论的证明，大部分西方国家都不强烈主张戴口罩，不过也没有提出反对，主要由民众自己决定。但是西方文化还是认为，在公众场合戴口罩在社交礼仪上有点奇怪，因为当地只有某些工种佩戴口罩，例如屠夫、油漆工人和装修工人等，可是人们对电影里面的超人或是迈克尔·杰克逊佩戴口罩却见怪不怪，更认为是可接受的行为。不过，目前西方社会已经开始认真讨论是否应该戴口罩的问题，我看到人们对是否需要戴口罩的态度逐渐出现了转变。多个国家的权威报纸纷纷刊登文章和发表意见，提出戴口罩总的来说有好处，所持的依据十分简单，就是如果医护人员觉得戴口罩对保护自己有好处而且非常重要，为什么普罗大众不戴口罩呢？保护自己和保护别人对所有人来说都应该十分重要，尤其是在当今疫情肆虐期间，实在不应该再让任何争论阻止人们佩戴口罩，不管这些争论是基于美观、社会还是文化的理由。

我返回英国后短短三个星期内，也看到了西方社会在这个分歧上已经逐渐发生改变，人们也开始慢慢接受戴口罩的必要性。3月30日，奥地利是欧洲第一个呼吁民众外出购物时应戴口罩的国家。2020年4月，美国和德国已开始建议民众戴口罩。据报道，世界卫生组织也正积极考虑更新其对戴口罩的指南。由此看来，中国和韩国能够成功控制新冠疫情传播的一个重要原因是民众普遍佩戴口罩。

不过，这个建议却对未来带来极大的挑战，因为当人们接受戴口罩是必需的而且是对所有人都有好处时，便会出现口罩供应能否满足需求的问题。之前，生产口罩一直被视为低技术、低技能、低利润的制造业，因此大部分西方发达国家都将医用外科口罩生产派给其他国家进行。现在口罩供应成为一个全球重大问题，估计世界各地有 1/3 人口（约 30 亿人）被困在封城区，假若每人每日使用一个口罩，全球需要的口罩数量也将庞大得惊人；要是政府提倡民众都戴口罩，那么根本就没有足够的生产能力可以满足这一需求。目前，大部分口罩都在中国制造，东方国家（如中国、日本和韩国等）所生产的口罩均可自给自足。假若西方国家呼吁民众戴口罩，相信用不了几天口罩便会耗尽，因此，这些国家可能需要将所储备的口罩留给医院使用。同时，假若建议全民戴口罩，势必造成民众恐慌，抢购口罩，所以，最好还是不要向民众提出一些既达不到又做不到的建议。我觉得国际社会应该以一种冷静、理性的态度评估这个问题，以达成共识。虽然基于文化差异，可能未必能够取得共识，但是最低限度应该审视问题，做出适合与恰当的讨论。

今后何去何从

过去几十年来，医学界在诊断及治疗方面取得了前所未有的发展，其中又以生物医学为突出增长点。可是，这次新冠病毒危机却让我们觉察到其中的谬误，就是我们只看到尖端医疗技术的飞快发展，却完全忽视了基本必需的医疗用品（例如口罩、消毒剂、个人防护装备以及简单非侵入性呼吸机等）的重要性。据我所知，美国长期以来都有一个国家安全政策，即美国国内必须有 90 天的战略性石油储备，以防止出现全球石油危机或战争时石油缺乏。看来现在每个国家都需要建立一个类似的防御机制，即建立一个战略性仓库，储备足够供 90 天使用的基本低成本医疗用品，或者最低限度保持足够的生产能力，可以在短时间内大量制造这类物资，应对将来可能暴发的疫情。中国便拥有这种生产能力，虽然 2020 年 1 月至 2 月期间正值中国的春节长假，但也可迅速恢复生产，在短时间内供应大量所需物资。这个储备 90 天物资或保留生产能力的策略，足以为每个国家提供宝贵时间，制定出正确的应对方案保护人民，所以这一策略十分重要。

过去几个月，也许可以用英国大文豪狄更斯的名著《双城记》开头的两句话来形容："这是一个最好的时代，这是一个最坏的时代。"真的，目前正是令人感到深深恐惧的时刻，也是促使人类团结一致的时刻。新冠病毒不但将世界秩序颠覆，也将大政府小市场或小政府大市场的政治意识形态完全倒转过来，还完全重新矫正了人们对个人自由和社会需要的看法。至于早已被人们广泛接受的经济增长模式，以及市场需求取代人类需求的趋势，亦会出现翻天覆地的变化。一个跨越国界也不分意识形态的全球危机，

恰恰需要一个全球性的解决方案。现在，七国集团（G7）和二十
国集团（G20）的所有国家都应该携手合作，寻求一个共同的策略，
应对危机。

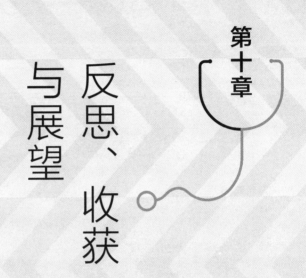

第十章

反思、收获
与展望

在本章中，我述说了自己在中国当医生 8 年来的心声和感受，除了反思过去，还分享了自己在深圳行医期间的收获，特别介绍了由自己策划发展、有助于治疗或控制血癌的外周血造血干细胞移植服务。最后我对未来进行了展望，包括科技迅猛发展对医疗服务的影响，以及中国跟英国、美国等国可以互相学习、彼此合作的期望。

一名海归的反思

在 1980 年从中国香港到英国时，我第一次听到了 diaspora（散居）这个单词。散居的定义是一群人由自己的祖国散落到世界其他地方居住，或者是一些离开或被逐出自己国家的人，在海外形成一个群体。犹太人是散居最典型的例子，他们由一个地方迁移到另一个地方，然后在那儿聚居。当时我很快便领悟到其实很多中国人也散居各地，而且目前旅居海外的华人华侨数目更是全球最大，估计在中国大陆、台湾、香港和澳门境外有 6 000 多万名华人华侨散居于世界各地。华人华侨跟散居的犹太人最大的不同之处是，犹太人早于几千年前亡国后就开始离开家园流落海外，被迫散居在其他地方。相比之下，中国人移居海外则发生在近代，即大部分是于 19、20 世纪离开国家，主要是为了逃避战乱、饥荒和贫穷。第一代华人用血汗和眼泪在海外谋生，但是他们从来没有真正融入所移居国家的文化，而宁可选择在华人聚居的小区生活，于是便形成了世界各地有华人华侨的地方就有唐人街这个现象。这些华人华侨离开家园的目的，不单是想把在国外赚的钱寄回还在祖国挨饿的贫苦家人，更是替他们的子孙后代铺路，希望他们能够接受自己没有机会得到的正规教育。因此，这些华人一般过着非常节俭的生活，充分体现出他们坚忍和吃苦耐劳的品质。这种在艰苦岁月中发挥的坚毅精神，令我十分敬佩。我自己也是一个旅居海外的中国人，不过我比较幸运，因为我属于新一代侨民，没有尝过前辈所受的那些苦难。但作为海外华人，我渴望返回我出生的祖国寻根，从中品尝在祖国生活的滋味，同时还可以多一点认识自己的国家。这种追本溯源的渴望，相信是几乎所有华人的愿望，就好像美国公民中有许多是爱尔兰和意大利第一代移民的后裔，他们对自己的家乡有着浓厚的兴趣和深厚的情感。

1980 年，我到英国时，中国刚刚开始推行由邓小平倡导的改革开放政策。当时我对中国这个转变感到十分兴奋，决定自己要紧紧跟随和关心中国的发展并了解中国发生的一切。我做这个决定不单单是因为我对中国历史认识不多，更重要的是，我作为一个在英国生活的中国人，英国人自然把我视为地道的中国人，他们会时常问我一些有关中国的问题，我不能对这些情况一无所知。

因此，当我在英国受训成为一名血液科医生时，我开始阅读有关中国的书籍，但大部分是由当时的美国学者写的，后来也有一些英国学者写的书。阅读这些书让我有机会通过西方人的视角去认识中国，可是仍不免有点旁观者的感觉。我总是觉得这其中有些空缺需要填补，于是我密切留意有关中国的新闻，特别是有关中国经济发展和改革政策的消息。

在中国实行改革开放的这段时间里，我有机会在英国的医院认识到不少来自中国内地的专业人士。由于我当时工作的医院是一家大学医院，它接待了大量由中国来的科学研究人才，有些人后来更成为我的同事和朋友。与他们交往，重新激活了我血液中的中华民族的基因，当然，同时激活的还有中国人对美食的热爱和做事任劳任怨的特性。我发觉他们对世界各地发生的事情都了如指掌，我也经常问自己，为什么我对中国的认识远远不及他们对英国的认识。于是我开始看有关中国的电视新闻、纪录片以及中国电视台播放的新闻，发觉这些电视节目对我了解中国非常有用，而且它们所传达的资料性、娱乐性都非常丰富。

随着中国在世界舞台的不断崛起，它庞大的人口和悠久的文化也广泛引起西方国家的兴趣，英国亦因此制作了不少优秀的纪录片。我觉得这些纪录片的立场不偏不倚，非常有助于我从中国和英国的两个视角去了解中国。与此同时，我也收看了许多中国电视台制作的高水准纪录片，其中包括《大国崛起》《再说长江》《中国通史》等。我极力把这些节目推荐给所有对中国历史及中国发展感兴趣的人士。

以前，我主要是通过努力看书、学习、交朋友、看新闻以及了解流行文化，来填补自己对中国认识的空白。好奇心和对更多中国知识的渴望是推动我不断学习的力量。虽然我当时身处英国，与中国相隔千里，但是我觉得通过自己的努力，我已经对中国有了更多的认知，有一点信心与朋友和同事讨论甚至辩论有关中国的事情。事实上，我很喜欢与来自不同文化背景的人进行交流和讨论，因为跟他们交流不但有助于矫正我的观点，还可以拓宽我的视野。

可是，我万万想不到自己在这方面所做的努力，竟然让我在 8 年前得到一个回到中国工作的机会，而且还是做自己的本行，这让我可以在国内学习、体验和了解更多有关中国的人、事和物。如此看来，原来过去这么多年一直都是为自己做预备，从我出生的地方走了一整圈，又回到开始的地方，去完成我职业生涯的后半程，而且还是我认为最重要的一项任务。

我的收获

对不同的人来说，在人生不同的阶段，收获可以有不同的意义。收获可以是短期的、明显的，好像常坐飞机的人赚取的飞行里数；收获也可以是长期的、具有激励性的，例如事业上的晋升。我会常常自问：我在香港大学深圳医院的这 8 年工作有收获吗？如果答案是肯定的，我的收获又是什么呢？

所获得的奖项和收获是两种不同的事物。奖项可以由别人提名或者自己去争取，而得到之后往往会被人公开承认和赞扬，故此很能满足个人的成就感。因为自己的努力和优良表现得到别人的认可，特别是同业的认可，是令人感到非常欣慰的。但是收获却不同。获得奖项可以说是一种收获，但是收获的感觉却不一定能代表任何实质性的奖励，例如奖章、奖状、一家著名学会的会员资格，或是一个高级会所的入会资格等。奖项是有形的、显而易见的，收获则往往是一种愉悦的感觉，而发自内心的收获之感，更是最好也最能令人心满意足的感觉，因为这种感觉将会常驻心中，永远不会磨灭。

- 我的同事和朋友 -

在中国工作的 8 年间，我遇到过不少挑战和困难，度过了不少无眠之夜，有时也会感到焦虑和困扰。四周的朋友都不断地告诉我，我的头发一天比一天斑白。与此同时，我却觉得这些挑战令我又找回了青春，因为每完成一项任务之后我都可以重拾活力，而且前面的目标不论有多艰难我最终都可以达到。这个历程是艰辛的，有时甚至布满荆棘，但是得到的成果却是值得的。一路上与我同工同行的有许多很好的同事，其中一些更成为我的好朋友。

最令我感恩的是，当初到香港大学深圳医院的时候，我是唯一一名血液科医生。在其他医院和医疗机构，当高级行政人员或教授履新时，他们通常都会带上自己的员工，作为新团队的核心成员，可是我没有这种优待，同时我也不觉得这是一个正确的处理方法。我独自一人从英国远道而来，我的优势就是没有历史包袱，也没有先入为主的偏见，我可以有一个全新的起点。

到了今天，我们血液科团队已经有 11 名医生，其中有资深的也有资历较浅的。这些医生加入团队前我并不认识他们，而他们之间也互不相识，我们大家花了一段不短的时间才彼此适应，同工共事。这些来自中国四方八面的血液科医生，现在已经是一个合作紧密的团队，互相可以真诚开放地交往，更可以一起学习。我从这个团队乃至我在内地及香港大学深圳医院认识的朋友和同事身上，深刻感知到了他们的活力。这群充满生机与朝气的人，都非常乐意采用一些与他们传统习惯有别的方法去做事，这种活力可以说只可意会，不可言传。跟他们在一起同工共事是鞭策我前进的动力。

我最喜欢跟别人说的一个故事，就与医院查房有关。我每星期查房两次，看望每个住院的患者，跟他们打招呼。多年前当我开始查房时，医疗人员通常都会问我一个问题："这个患者对一线治疗反应不理想，我们应该给他做什么化疗呢?"我从来都不会立刻发表意见或直接给他们答案，反而会用一个问题作为我的回复："你们认为我们应该怎样做呢?"起初他们对这种反问不明所以，因为他们习惯了听从指示，所以我的反问往往引来一片惊愕和沉默，而我也不知道他们的无言究竟是不敢说话、没有信心说话，还是在等候指示。不过，慢慢地他们开始适应了我的查房习惯，知道我会用问题来回答他们的问题，于是便会预先查寻相关的文献资料或者进行讨论，然后在我查房时告诉我他们经查核资料后得出的意见。现在他们都知道我的做事风格，所以会先准备好几个可行的方案，然后才向我提出问题，我们之间便渐渐地建立起非常默契的团队精神和开放态度，大家对这种关系也十分珍惜。其实，每个人都可以有自己的看法，不过这些看法必须得到事实及数据的支持。我相信他们跟我一样都喜欢这种查房任务，因为查房过程中的交流可以激活大家的思维。

在我眼中，我们血液科所有同事都是宝贵的资产，我珍视他们中的每一位，这些同事包括医生、医务助理、护士和技术人员。对待资产的最佳方法就是鞭策他们、认识他们，让他们知道你在关心他们，帮助他们尽量发挥所长和克服弱点。多年来，血液科医疗人员和技术人员的流失率一直是零。他们当中有些人本来可以转往其他医疗机构获得升职加薪的机会，但是他们却选择留下，对于他们的忠诚，我引以为傲，因为他们选择留下来就是认同我们工作的最佳证明。

- 令人满足的小成就 -

我想在这里特别介绍一下过去 8 年来我在香港大学深圳医院一直主力策划和发展的外周血造血干细胞移植服务。这项有助于治疗或控制致命血癌的服务，于 2016 年 6 月推出，到今天我们已经做了超过 100 例。其中一种称为异体外周血造血干细胞移植的治疗服务，需要有捐赠者捐赠造血干细胞，而最佳的移植效果是采用人类白细胞抗原分型（HLA typing）与患者组织吻合的兄弟姐妹捐出的造血干细胞。可是，只有约 1/4 的患者可以找到人类白细胞抗原完全吻合的兄弟姐妹来进行移植，因此患者的兄弟姐妹越多，便越有机会找到组织吻合的捐赠者，而近亲属少的家庭找到的机会就较小。发达国家要解决捐赠者短缺的问题，主要是由血液科医生从一个国际造血干细胞移植数据库搜寻自愿捐赠者。这些捐赠者都是已经接受了人类白细胞抗原分型检验并向造血干细胞移植数据库登记的人士，他们表示愿意捐出自己的骨髓或外周血细胞，办理的登记手续跟登记捐血一样。当捐赠者捐出外周血细胞后，医疗人员会采用一个自动细胞分离机，通过分离术，从外周血细胞筛选适量的干细胞供移植使用。这是目前全球比较接受并广泛采用的做法，因为采用这种方法，捐赠者不必进行全身麻醉抽取骨髓。

在中国，由于过去多年一直施行一孩政策，因此要有兄弟姐妹捐出造血干细胞做造血干细胞移植的机会可谓微乎其微，唯一的方法可能就是寻找自愿捐赠者。现在，中国相关部门已成立了中国造血干细胞捐献者资料库（以下称为"中华骨髓库"）。中华骨髓库的数据库储存了那些已经接受过人类白细胞抗原分型检验的自愿捐赠者的检验结果数据，可以随时协助我们的造血干细胞移植中心搜寻人类白细胞抗原与患者吻合的捐赠者。

在中国，当捐赠者（不论是患者的兄弟姐妹还是和患者没有血缘关系的人士）听到要捐出骨髓并且需要全身麻醉时，通常都会拒绝捐赠，因为他们认为骨髓细胞是身体里非常宝贵的一部分，一旦捐出骨髓便会损害捐赠者的健康。但是在医学上，这种想法是不正确的，因为对一个健康的人来说，骨髓细胞是可以再生的，就跟我们献血后身体会重新制造红细胞一样。

因此，香港大学深圳医院会对与患者组织吻合的兄弟姐妹或在中华骨髓库登记的捐赠者说，我们只需要他们捐出血细胞而非骨髓。目前，我们已经进行了多例自愿捐赠配对，并到全国多个地方（包括台湾地区）采集造血干细胞，成功进行了造血干细胞移植。一般来说，捐赠者对于自己可以帮助拯救中国某地的某个人的性命，都会感到非常高兴，而且还有一种莫名的满足感。相信以捐血细胞取代捐骨髓这种做法可以让人们对捐赠造血干细胞的传统态度有所转变，这也会大大提高造血干细胞移植在中国的成功率，并使之获得更广泛的应用。我对自己在过去几年协助人们改变态度方面可以略尽绵力感到非常荣幸，同时也从中得到了很大的满足感和一点点的成就感。

总的来说，当我自问在香港大学深圳医院的工作有没有收获时，我的答案是肯定的，我真的觉得自己的收获是我于2012年8月初到深圳时所无法想象的。过去8年，不论在做人还是在行医方面，我所学和所得的东西，都远比我人生中任何一个阶段要多。

展望未来

预测未来，从来不是一件容易的事，因为我们都没有未卜先知的能力，无人能够从水晶球中看到将来怎样。可是人们往往喜欢预测未来！因此，我也姑且在这里尝试提出几个论点。这些论点并非什么预测，只是探讨一下日新月异的科技发展（包括医学科技发展）对我们的生活方式有什么影响，以及我们应该如何迎接它们并与它们共存。

- 科技发展会取代医疗服务吗 -

随着科技发展的突飞猛进，与我们日常生活息息相关的领域，都出现了各种各样新奇怪异、出人意料的事物。科技的发展势将改变我们的生活方式。在某些情况下，科技有助于保护我们的人身安全（例如自动驾驶汽车、智能家居保安系统等），使我们的生活更加方便（例如全天候网上购物及送货、各种日用品），让我们跟亲朋挚友联系时更方便（例如现场视频串流）。我们可以随自己的意愿生活，可以深居简出，活在自己的个人世界中；想与他人交际沟通时，也可以利用各种崭新的科技通过数字连接与外界接触。今天，社交已经有了一个新定义，一个足不出户的人，也可以有频繁的社交活动。在这个新时代，安全、方便与社交，都由科技主导。

那么，科技发展对我们生活的其他方面（尤其是我从事的医疗领域）将会产生什么影响呢？近年来，我看到不少文章都在预测，医疗可能有一天会成为夕阳行业。无论我们有多丰富的经验，工作如何勤奋和尽心尽力，都永远无法跟人工智能、大数据和超级计算机相比。不管我们有多聪明，这些尖端科技都比人类大脑神经元的突触运作快无数倍，而且它们肯定可以超越我们的弱点。

那么，我们在这个被称为夕阳行业的医学领域可以做些什么呢？我必须指出，我们拥有的一个优势，也就是我们的王牌，就是我们与患者接触时所表现出的人情味和同理心，这是到目前为止机器不能做到的。我常常对我的学生说，在不久的将来，我们不再需要向人们展示我们多么聪明或有多少学问，因为机器永远都会占上风，但我们可以战胜机器的是我们如何关心和同情患者，这是机器永远也做不到的。换言之，我们可以用我们对患者的态度和爱心去超越机器，因为机器只懂得按照计算机编写出来的程序去做。同时，很多人，包括我自己，都相信在这个科技先进但不完美的现代世界，人与人之间的情感联系至为重要，人性肯定远比科技的完美和进步更为重要。到目前为止，深度学习是人工智能发展的最高层次，但是与我们人类大脑的认知能力比较，深度学习仍然相去甚远，不过我深信现在已经有科学家正致力于这方面的研究。以前有人说，医学是一门科学，行医却是一门艺术，在当今这个人工智能、大数据和 5G 兴起的年代，这个说法的确非常贴切。

那么，前面的路会是什么样的呢？我们可以预期，将来人们不再需要自己开车，也不再需要看医生（目前有些手术已经由机器人来操作）。今后，我们日常所用的工具都将是设计精良的智能机器，它们为我们提供最大限度的舒适、方便和安全。可是这样也就无疑鼓励甚至促成了人们的懒惰，削弱我们的智力，因为人们可以不再运用任何想象力，也不用再动手和动脑筋了。

- 新科技带来的弊端 -

我个人认为，有一个问题人类还没有正视，那就是在我们生活的这个地球村，先进科技的发展必须建立在互信而非猜疑上，而且必须应用于为人类谋福祉而非被人滥用。可是，很多时候一些国家恰恰就是在滥用这些最新科技，刻意发掘它们的军事潜力，以求在军事冲突中取胜或操控别国。举例来说，20 世纪的科学家发现了原子能，可是后来这项发现却被用来制造原子弹这种具有极大杀伤力的攻击性武器，更在军事冲突中实际应用，造成重大伤亡。在这个世界上，人类必须互相信任，彼此善待，而这份互信必须建立在人与人、组织与组织、国与国之间。今天，由于制造先进机器和软件往往牵涉不同国家及组织的大量人力，因此在应用有关科技时，互信显得更为重要。尽管机器的运作可以非常准确精密，但是它们却不能告诉我们可以相信谁或应该相信什么，只有人类才可以！在当今这个竞争激烈的高科技世界，信任或缺乏信任都可以造成深远影响，而缺乏信任就会导致政治错判，引起更大的猜疑。

毋庸置疑，人们必须尊重知识产权，却不应把知识产权作为垄断知识的借口，知识必须能够共享才是真正的知识。此外，对知识产权的尊重亦不应该被用作谴责他人或剥夺其权利的工具。令人遗憾的是，特别在近几年，虽然科技发展一日千里，可是与科技相关的不信任、猜疑甚至盗用指控不断增加，以致出现信任和合作危机。久而久之，人们开始宁可选择信任机器也不选择互相信任，特别是国与国之间的信任。这条信任鸿沟可能会迅速演变为失控局面，造成难以想象的后果。

著名经济学家亚当·斯密在他的著作《道德情操论》中写道，资本主义只有在参与者互相之间有高度信任之下，才可以取得最大成效。当人与人之间的信任崩塌时，做生意的成本便会上升。一旦没有信任，很多事情都做不成。亚当·斯密在他另一本名著《国富论》中也指出，当一个社会追求进一步富庶时，劳苦大众感到最欢愉及最自在的时候，是在社会前进的过程中，而非在社会取得丰厚财富之后。我的解读是，假若人们为了达到一个目标而共同努力，大多数工人阶级，特别是穷苦人民，都会非常愿意积极参与，并从中得到成就感和满足感。换言之，当中的过程与之后的结果同样重要，而这个过程需要社会上的所有人在集体努力下，一起向前迈进以达到富庶目标。在我看来，社会要取得共同进步必须要互信。亚当·斯密的《国富论》于18世纪写成，到今天，其中的论点仍然适用，甚至可以说更加贴切。在当今世界，所有人或多或少都互相联系着，随着科技的日益先进，今后我们之间的联系将会更加紧密。因此，一些政治家及社会学家已经开始议论信任鸿沟这个现象。今天，我们环顾四周，可以看到多个领域都缺乏信任，例如新闻、隐私、数据和社交媒体上的内容，都令人质疑。那么，我们应该如何处理信任鸿沟这个问题呢？我们不能依赖于科技，因为信任并非由计算机编写的程序，我们必须自己解决，也就是说，我们必须及早正视这个问题，否则追悔莫及。

我们不禁会问：我们究竟希望生活在一个怎样的世界上呢？更贴切地说，我们究竟希望自己的子孙生活在一个怎样的世界上呢？我们可以为他们留下一些什么呢？在人的一生中，做任何事情都是有代价的，而这个代价是不会降低的。例如，未来的手机价格可能维持不变，但是它的功能一定会更先进。随着科技的不断发展，人类也要付出相应的社会代价，正如现在我们知道要呼吸清新空气是需要付出代价的，但是对以前的人来说，清新空气是免费的！问题是，我们愿意付出多少代价呢？由于先进科技和机器可以全天候执行各种任务（例如，替人在半夜预订机票和酒店），而且不用放假也不受劳动法的管理，今后同样的工作已经无须那么多人去做。我们使用这些高科技付出的代价，很大程度上并非实际开发和生产这些技术和机器所花费的成本，而是其背后高度商业秘密的知识产权的价值。换言之，生产一件产品需要的成本并不是决定其价值的主要因素，而是产权拥有人就其知识产权所索取的金额！

- 中国、英国和美国应该怎样互相学习 -

过去数百年来，在西方国家快速的科技发展以及对别国进行殖民侵略的影响下，全球的政治思想和管理制度大致上由西方主导。可是今天，情况已经有所不同。随着中国、印度及非洲部分国家和地区开始迎头赶上，并大力进行现代化发展，我认为如今许多关乎人类的问题，已经可以由它们来解决。

本书阐述了中国已经建立起一个效率卓越、实力雄厚、质量优良的医疗系统，这个系统的发展在中国各大城市尤其显著。我相信通过不断的改革和转变，中国的医疗服务将会继续进步。因为不但政府和人民希望如此，而且中国现在已拥有相关的技术，所以可以开始在某些领域试行并实施。随着经济日益繁荣，中国正在自行开发并采用尖端科技制造药物，并且提供网上医疗服务，借以缩短医疗服务使用者与提供者之间的距离。与此同时，临床数据将会更加完整，不同地区的国家医疗保险亦会变得较为平等。我对这些发展不但充满希望，而且感到十分乐观，深信不久将会迎来医疗发展的新局面。

除此之外，我在前文也简单提到不同国家的医疗体系，虽然每个制度不尽相同，但各有其优点和独特之处。例如英国的国家医疗服务体系为全民提供强大、公平的基层医疗服务和不分阶层的平等待遇，以及积极的公共卫生推广，赢得全球称誉。美国则在基础科研领域、创新创造以及转化医学研究方面一马当先，居世界领先地位。而中国由于拥有庞大的人口基数，过去几十年来又把投资重点放在应用科技研发上，因此中国可以在疾病研究、公共卫生（例如传染病防控）、及早检测癌症和糖尿病等方面，提供海量数据和分析。同时，中国现在已经推行远程医疗，利用智能技术将医生与患者连接起来，医生就可以为患者提供跨越时空的全天候实时医疗意见。因此可以说，智能技术在医疗领域建立了良好的运行规范。

国际社会若要成功结合各国在医学上取得的进展，就必须互相合作，而不是彼此竞争；共同造福人类，而不是各自追逐名利；共享信息，而不是垄断知识。我相信我们一定能够联手合作，化零为整，为全球医疗发展做出贡献。

随着人们对社会的需要、国家的需要和利益有了更清晰的认识，我希望也相信凭借人类的聪明智慧，我们可以取得适当的平衡，就像我们目前见到全球共同努力保护环境和应对气候变化一样。对我们来说，取得这种平衡最关键的是要对科技发展带来的好处和弊端保持警觉。虽然在世界历史上，人类经历过饥荒和战乱，但不可否认的是，人类经过几千年的演化，到今天我们都会觉得世界比以前更好，我们的生活也比我们的祖先更佳。现在，人类的寿命延长了，我们的健康状况更好了，我们的食物供给基本上亦足以保证全球日益增加的人口需要。我们必须继续善用我们的聪明智慧去发明和创新，用我们的能力彼此关爱，与此同时，还要与人工智能及其他科技共同协作，在珍惜人类的优势之余，亦能享受人工智能和科技带来的优势。我们只要不断努力创新，发掘更多创意，便无须惧怕创意毁坏带来的威胁。

　　我们必须抱有一定的信心展望未来，同时不要忘记人类发现、发明和坚守的一切，我们最终的目的和愿望，实际上跟我们的祖先一样，就是为了造福人类。这应该是我们唯一的准则。

结语

以下节选自美国第二十六任总统西奥多·罗斯福于 1910 年 4 月 23 日在巴黎的演讲"共和国的公民",与我香港大学深圳医院的同事分享。

竞技场上的人

荣誉不属于那些指出强者如何跌倒,或实干者哪里本可以做得更好的批评者。荣誉属于真正站在竞技场上的人,属于脸庞沾满灰尘、汗水和鲜血的人,属于顽强奋斗的人,属于犯过错一次又一次失败的人,因为没有不伴随错误或缺陷的成就。然而实际拼搏的人,懂得极大热情和投入的人,投身于有价值事业的人,最终或如愿取得伟大成就,而即使遭遇失败也不乏胆量,因此其所处将永不同于冷漠且胆小、未经胜败洗礼者。

参考书目

1. Jonathan Spence, *The Search for Modern China*, published by W.W. Norton & Company, 2001.

2. Samuel Huntington, *The Cash of Civilization: And the Remaking of World Order*, published by Simon and Schuster UK, 2002.

3. Mitch Albom, *Have a Little Faith*, published by Sphere, 2010.

4. Leslie Chang, *Factory Girls*: *Voices from the Heart of Modern China* published by Picador, 2010.

5. Martin Jacques, *When China Rules the World: The End of the Western World and the Birth of a New Global Power*, published by Penguin, 2012.

6. Henry Kissinger, *On China*, published by Penguin, 2012.

7. Francis Fukuyama, *The End of History and the Last Man*, published by Penguin, 2012 .

8. Michael Sandel, *What Money Can't Buy: The Moral Limits of*

Markets, published by Penguin, 2013.

9. David Shambaugh, *China Goes Global :The Partial Power*, published by Oxford University Press, 2014.

10. *The Analects (Penguin Classics)*, published by Penguin Classics, 2014.

11. Epiphanius Wislon, *The Wisdom of Confucius*, published by CreateSpace Independent Platform, 2015.

12. Yuval Noah Hahari, *Sapiens: A Brief History of Humankind*, published by Vintage, 2015.

13. Hank Paulson, *Dealing with China, published by Headline*, 2016.

14. Peter Frankopan, *The Silk Road: A New History of the World*, published by Bloomsbury Paperback, 2016.

15. Orville Schell, *Wealth and Power: China's Long March to the Twenty-first Century*, published by Abacus, 2016.

16. Edward Luce, *The Retreat of Western Liberalism*, published by Abacus, 2018.

17. Susan Shirk, *China: Fragile Power*, published by Oxford University Press, 2018.

18. Yoram Hazony, *The Virtue of Nationalism*, published by Basic Books, 2018.

19. John Carreyrou, *Bad blood: Secrets and Lies in a Silicon Valley Startup*, published by Picador, 2019.

20. Kai-Fu Li, *AI Superpowers*: *China*, *Silicon Valley and the New World Order*, published by Houghton Mifflin Harcourt, 2019.

21. Jonathan Fenby, *The Penguin History of Modern China*: *The Fall and Rise of a Great Power* (*1950 to Present*), published by Penguin, 3rd edition, 2019.

22. Maria Carrai, *Sovereignty in China: A Genealogy of a Concept since 1840* (*Cambridge Studies in International and Comparative Law Book 141*), published by Cambridge University Press, 2019.